本书为浙江省社会科学联合会社科普及课题（21KPD29YB）成果

图说传染病防控历程

郑　洪◎著

 中国纺织出版社有限公司

图书在版编目（CIP）数据

图说传染病防控历程 / 郑洪著 . -- 北京： 中国纺织出版社有限公司 , 2022.6

ISBN 978-7-5180-9378-6

Ⅰ . ①图… Ⅱ . ①郑… Ⅲ . ①传染病防治—医学史—中国—图解 Ⅳ . ① R183-092

中国版本图书馆 CIP 数据核字（2022）第 034262 号

责任编辑：傅保娣　　责任校对：王蕙莹　　责任印制：王艳丽

中国纺织出版社有限公司出版发行

地址：北京市朝阳区百子湾东里 A407 号楼　　邮政编码：100124

销售电话：010—67004422　传真：010—87155801

http://www.c-textilep.com

中国纺织出版社天猫旗舰店

官方微博 http://weibo.com/2119887771

天津千鹤文化传播有限公司印刷　各地新华书店经销

2022 年 6 月第 1 版第 1 次印刷

开本：710×1000　1/16　印张：10.75

字数：132 千字　定价：78.00 元

前　言

　　人类社会发展的历史上，和平总会与战争交替出现。但是在另外一条战线上，斗争却从未停止，这就是人类与传染病的斗争。人类会患各种各样的疾病，其中有的是由于自然衰老，有的是因为身体机能紊乱，这些多数是自身的问题，而传染病的发生则源于外界病原体侵袭。抗击传染病是人类为了繁衍生息而无法回避的"战争"。

　　现代医学关于传染病的定义，是指由病原体引起的，能在人与人、动物与动物及人与动物之间相互传播的疾病。传染病病原体包括细菌、病毒、立克次体、螺旋体、寄生虫等。病原体可以通过感染的人、动物或储存宿主直接或间接地传播，感染易感者。

　　中国幅员辽阔，环境复杂，有着数不清的病原体及可以传播疾病的中间宿主，因此数千年来传染病的危害从未中断。中国古代将传染病称为"瘟疫"，人们还无法一一区分各种病原体，于是将病因笼统地称为"疫气"（或"疠气""杂气"等），不过对传染病的特点与危害已有深刻的认识。在文字上，"瘟"字部首"疒"，原来是给因犯饮食的意思，后来通"温"，说明人们观察到环境不洁的地方容易发生传染病，而且多数会发热；"疫"字，古人认为同"役"字，其意"言有鬼行役也"，即如同被恶鬼控制，说明了传染病之可怕。"传染"这个词其实也来自古代，说明古人对这类疾病的流行特点也有清楚的了解。

　　在古代，我国人民不断寻找抵御传染病的方法，并运用传统中医中药防病治病，但由于不了解病原体，还不能很好地控制传染病的流行。于是"瘟疫"的魔影无处不在，它破坏健康，干扰生活，左右战争，影响朝政……许多疫情在今天看来非常惨痛。历代民众和医药工作者在抗击瘟疫的斗争中迸发的勇敢、坚强和无畏精神，值得我们继承与学习。哪怕是曾经有的恐惧、哀痛和悲悯，也是我们的民族记忆，不应该被遗忘。还有许多以生命为代价积累的防疫治疫经验，值得认真研究和挖掘。

　　在现代，传染病防控必须依靠科学手段和严密组织，尽早发现病原体，及时预防与控制。在科学的推动与有效的协作下，我国已经取得了消灭天花和野生3

1

型脊髓灰质炎病毒的战果。但自然界对人类的考验从未中止，许多"老"病原体难以灭绝，"新"病原体不断涌现。斗争仍会永远持续下去。

　　鉴于此，笔者写了这本科普版的《图说传染病防控历程》，对自古至今我国防治传染病的主要历史进行了系统而简要的回顾，并选配了100多幅珍贵的图片。前事不忘，后事之师，希望读者在了解数千年"抗疫"历史的同时能有所省思，更加深刻地理解人类与传染病的复杂关系，在前进的道路上无惧于疫魔，科学应对，健康生活。

郑　洪

2021 年 10 月

部分中西医传染病名对照

本书涉及许多现代医学与中医药学的病名，为便于读者理解，兹附部分中西医传染病名对照表供参考。有的病名并不能绝对等同。

现代医学病名	病原体	中医病名
天花	天花病毒	痘疮、天花
鼠疫	鼠疫杆菌	鼠疫、疫核、疙瘩瘟
霍乱	霍乱弧菌	霍乱
白喉	白喉杆菌	白喉、白腐
肠伤寒	伤寒杆菌	湿温
细菌性痢疾	志贺菌属（痢疾杆菌）	痢疾
流行性出血热	流行性出血热病毒（汉坦病毒）	疫斑热
乙型病毒性肝炎	乙型肝炎病毒	肝毒、肝疫
结核	结核分枝杆菌	痨病、传尸
斑疹伤寒	普氏立克次体、莫氏立克次体	温毒发斑
疟疾	疟原虫	疟疾、瘴气
恶性疟	疟原虫	瘴疟
恙虫病	恙虫病立克次体	沙虱病
麻风	麻风杆菌	麻风、大风
梅毒	梅毒螺旋体	霉疮、杨梅疮
血吸虫病	血吸虫	蛊虫病
艾滋病(获得性免疫缺陷综合征)	人类免疫缺陷病毒（HIV）	虚毒疫、疫毒痨
严重急性呼吸综合征（SARS）	SARS 冠状病毒（SARS-CoV）	肺疫、肺毒疫
H7N9 禽流感	H7N9 亚型禽流感病毒	温病
甲型 H1N1 流感	甲型 H1N1 流感病毒	时行感冒
新型冠状病毒肺炎	2019 新型冠状病毒（2019-NCoV）	寒湿疫

目录

第一章

先秦时期

（远古至公元前 221 年）

一、 原始人类的疾病与卫生

在我国发现的原始社会遗存众多，比较著名的有元谋人、蓝田人、北京人和山顶洞人等旧石器时代古人类遗址，以及仰韶文化、龙山文化、大汶口文化、良渚文化、河姆渡文化和红山文化等新石器时期文化遗存。在原始社会时期，还没有医药，但考古发现证实，疾病（包括传染病）已在侵袭远古人类的健康。

原始人骨骼化石中，经常可见有骨质增生、骨性关节炎、骨结核、脊椎变异、股骨弯曲增大及骨髓炎之类疾病痕迹。例如，陕西渭南史家及宝鸡比首岭氏族墓地，一具骨架为一老年男性，生前腰椎结核形成骨桥，另一具为中年女性，发现有骨结核。由此可知，结核杆菌在原始社会已为患人类，推断当时肯定也有肺结核患者。又如，青海柳湾出土的患有脊髓灰质炎导致的脊柱畸形骨骼（图 1-1）。原始人类的寿命极低，与卫生条件恶劣、各种传染性与非传染性疾病高发有关。

原始社会初期，人类还不会建造房屋，以自然洞穴为栖身之所。后来，从洞穴的方式又发展出巢居和穴居。巢居是指原始人类仿效鸟类，利用树木和杂草在树冠上搭巢居住，据考古学者考证，长江流域及其以南地区是巢居的主要分布地带。穴居为中原地区原始先民主要的居住方式。居住条件的改进有利于改善卫生条件，减少疾病。

在旧石器时代中晚期，人类在长期保存和传递火种的基础上，在制造石器的过程中，逐渐发明了人工取火。从卫生角度看，火的使用使熟食、开水成为可能，减少消化道疾病。

水源与环境卫生关系最大，远在原始社会人们就懂得凿井而饮，距今 7 000 年的浙江河姆渡遗址出土了水井（图 1-2），说明人们已饮用渗滤过的干净卫生的井水。

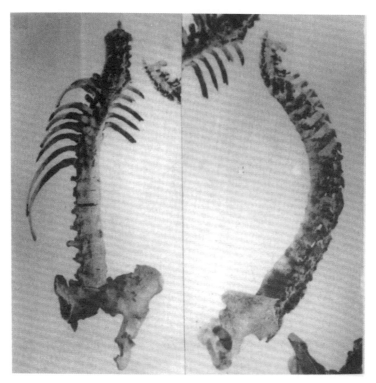

图 1-1　青海柳湾出土的患有脊髓灰质炎导致的脊柱畸形骨骼

注　引自《中国医学通史·图谱卷》。

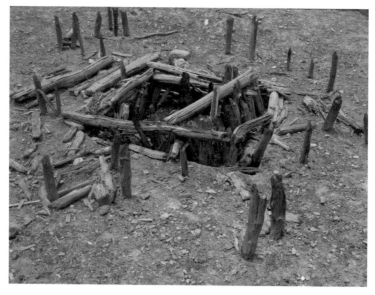

图 1-2　浙江河姆渡遗址出土的水井

二、夏商时期的卫生知识与传染病

从公元前 21 世纪夏朝建立开始，我国进入了阶级社会。国家开始出现，社会经济有了发展，人们掌握了更多的卫生保健知识。在环境卫生方面，夏朝的二里头二号宫殿遗址和商朝殷墟遗址均发现有地下陶质排水管道。河北省藁城台西商代遗址两眼水井保存完整，结构坚固，井内发现了提水的陶罐。在夏朝末期和商朝，出现了我国现存最早的文字——甲骨文，其中记录了许多疾病的知识。

殷墟（今河南省安阳县小屯村）出土甲骨最多，据统计共有 10 余万片，文字总数约 4 500 个。甲骨文主要是象形和会意文字，从文字的形体上，可以看出商朝人对人体已有一定的认识，记载了首、面、耳、目、鼻、口、舌、齿、项、手、肱、腹、臀、足、膝、趾、眉、发等名称，并且有"心"的内脏器官名称。

甲骨文中的文字又叫卜辞，其中有关疾病的记录很多。在卜辞中，经常以"疒"来表示疾病，如"疒目""疒首""疒耳""疒口""疒齿""疒足""疒身""疒腹"等，表示身体的这些部分有疾病。这种记载方式较为笼统，反映了很多疾病还没有形成病名。其中可能与传染病有关的"蛊"和"疟"这两个字已经出现，如：

疒其隹蛊。（罗芹斋拓本）

有疒不蛊？（《甲骨文合集》一三七九六）

甲骨文"蛊"字写作，从虫，从皿，《说文解字》说："蛊，腹中虫也。"故蛊可能指寄生虫疾病。

卜辞中关于"疟"的记载，如：

□□卜，瘧疾。（《甲骨文合集》一七四五八）（图 1-3）

□午卜，瘧……亡勹。十二月。（《甲骨文合集》一五四一七）

"瘧"从疒从虎，即"瘧（疟）"之初字（对该字有不同的释读。此处据徐锡台等学者的观点），说明这种传染病当时普遍存在，已有了专门病名。

学者们还发现殷墟甲骨文中有关于传染病流行的记载，如：

甲子卜，㱿贞，疒，不延？（《乙》七三一〇）

即"役"，即现在的"疫"字（图 1-4）。卜辞是在卜问疫病是否蔓延，这是有关我国传染病流行的最早记载之一。

此外，还有：

贞：王？（《存》一·一三三六）

甲戌卜，㱿贞：王不？才……（《后》下二六·一八）

这两条卜辞在卜问殷王是否传染上疫病。

图 1-3　有"疟"字的甲骨文

注　引自《甲骨文合集》一七四五八。

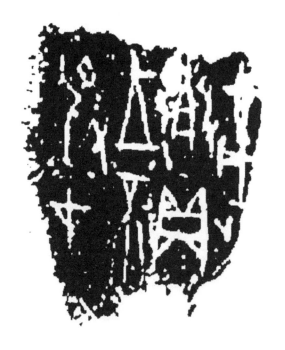

图 1-4　载有"疫"（役）字的甲骨片

注　引自《甲骨文合集》。

甲骨文中还有"疛年"的记载，意指疾病流行之年，如：

贞有疾年其死。（《前》六一·五）

意思是：在疾疫流行之年是否会死？

有的学者指出，甲骨文中还反映出商代人们已有隔离防疫的观念，如：

疾，亡入。（《甲骨文合集》二二三九二）

亡入，疾。（《甲骨文合集》二二三九〇）

推论其意，第一条是说不要进入疾疫流行处，第二条是说患者不得进入，有隔离的含义。

《战国策》还曾记载，商朝王年，纣王的叔父箕子因纣王无道，于是"漆身而为疠"。"疠"指麻风，是一种慢性传染病。箕子用生漆涂遍全身，引起皮肤过敏红肿溃烂，与麻风症状相似，从而骗过纣王。这说明人们已很熟悉麻风病的特性。

三、西周时期的卫生与医事

考古工作者在西周时代的周原遗址发现了陶制的水管（图 1-5），是西周早期宫室房基下的下水管道。陶水管与遗址中的排水阴沟、明槽相连通，将水排到院外的"大池"中，这是一套比较合理的排水设施，有利于改善居住环境卫生。

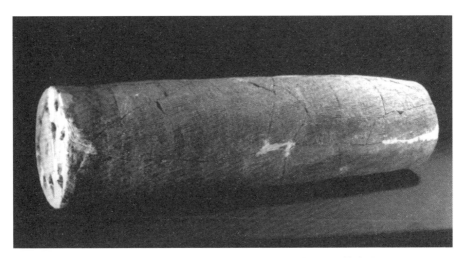

图 1-5　西周扶风周原遗址出土的陶下水道，一端带滤孔

在我国早期文献中，《周易》《周礼》和《诗经》都有关于卫生防疫的记载。

西周时，人们已认识到凿井不仅是为了取水方便，而且为了更有利于清洁卫生，强调要经常淘井泥，使井水保持清洁。《周易》中记载："井渫不食，为我心恻，可用汲。王明，并受其福。"意思是新来的邑主看到当地饮水情况说：井水太浊了，喝不得，要淘干净，才可汲用。《周易》又记载："井泥不食。"即指井水浑浊不能汲用。

后世所用的"预防"一词，也最早见于《周易·下经》："君子以思患而豫防之。""豫"通"预"。这种预防思想已体现在对疫疾的认识中。如《易·遯卦》九三爻辞说："系遯，有疾厉。"含有在疫病发生时，宜隔离、远避之意。

西周时期，朝廷设有专门管理清洁卫生的官职，负责宫廷内外的除草、除虫以及清洁水源的工作。有人负责"掌扫门庭"，还有人负责宫廷污水排放，设置漏井使污秽之水流出，可以保洁除臭。另外有"司救"官员，任务是在"岁时有天患民病"时进行巡回救护。有的官员负责驱除毒虫，具有相当于消除传染病媒介的意义。《诗经》里提到"洒埽穹窒"，即洒扫庭院堵鼠洞；又提到"穹窒熏鼠"，即堵好鼠洞，熏杀老鼠。这些都对预防传染病流行有帮助。

《周礼·夏官》中有"时疫"一词，是指季节性流行病，主要是传染病。《周礼·天官》中记载："四时皆有疠疾。春时有痟首疾，夏时有痒疥疾，秋时有疟寒疾，冬时有咳上气疾。"春时的"痟首疾"，包括流行性感冒或其他表现有头痛的传染病；夏时的"痒疥疾"，包括各种癣、湿疹等皮肤病；秋时的"疟寒疾"，包括疟疾；冬时则易患各种咳嗽、喘逆的呼吸道病变。《周礼·大司徒》中还有"大札"一词，反映了传染病的危害。东汉郑玄注释说："大札，大疫病也。""札"本来是木简编成的册子，"大札"是形容瘟疫死者积尸排列像简册一样。

《周礼·天官》（图 1-6）将宫廷医生分为以下几科：食医、疾医、疡医和兽医，其中疾医"掌养万民之疾病"，应对各种流行病。但是在民间，还缺乏足够的医疗资源。民众有病通常只能求助于巫师，通过巫师向上天祷告，以求痊愈。官府也采取一些仪式来表达驱除疫病的愿望。例如，朝廷中有"方相氏"，在有需要时举行时傩活动"以索室驱疫"。

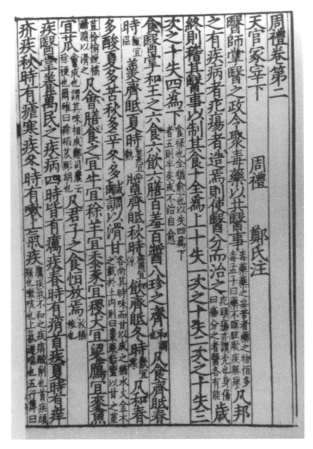

图 1-6　《周礼》书影

四、春秋战国时期的卫生防疫

春秋战国时期，人们的医药卫生知识有了很大进步。如《左传》昭公十九年（前523 年）说："郑国不天，札、瘥、夭、昏。"学者们指出，札、瘥、昏都是指疾病。"札"指传染病大流行；"瘥"指散发性传染病，有的注解说"瘥"为"小疫也"，意为出使差役之人易患病；"昏"指小儿传染病，亦作"瘄"或"殙"。

记载孔子言行的《论语》中记载："伯牛有疾，子问之，自牖执其手，曰：'亡之，命矣夫！斯人也有斯疾也，斯人也而有斯疾也。'"孔子的弟子伯牛有病被隔离，孔子只能隔牖探视，为他叹息。很多学者都认为伯牛得的是麻风。《庄子·逍遥游》说："厉与西施，恢诡谲怪，道通为一。"其中的"厉"字假借为"疠"，也是指麻风，庄子认为外形可怕的麻风患者与美貌的西施没有什么区别，从"道"的观点看它们是相通而浑一的。《庄子·外篇》中还有："厉人夜生子，遽取火而视之，汲汲然唯恐其似己也。"是说麻风患者半夜生子，紧张地立即取火仔细观察，生怕其子生下来就像自己一样患有麻风，容貌难看。这些反映出麻风病在当时相当常见。

图 1-7 为杭州孔庙石刻《宣圣及七十二弟子像赞》中的伯牛像。

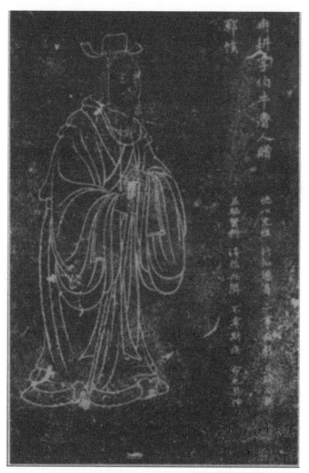

图 1-7　杭州孔庙石刻《宣圣及七十二弟子像赞》中的伯牛像

春秋战国时期，人们形成了多种个人卫生习俗，有益于健康。《礼记·内则》中记载："鸡初鸣，咸盥漱。"说明人们注意早起洗漱。《礼记·内则》要求定期洒扫庭院，沐浴清洁身体。在有伤病的时候更要注意清洗，"头有创则沐，身有疡则浴"。

考古学家们从位于陕西风翔的春秋时期秦都遗址中发现了"凌阴"，即古代的冰室；在易县燕下都、秦都咸阳和楚篮子纪南城内都发现有冷藏井，说明人们已经注意用冷藏来保持食物不变质。战国时，甚至有类似自来水的设备，1977 年在河南登封战国阳城遗址内发掘出陶水管道（图 1-8），据研究是用作输水，并有贮水池和输水管道的一整套设施，在贮水池和输水管道间还设有开关用的"阀门坑"，其结构很像现代城市中的自来水设施。

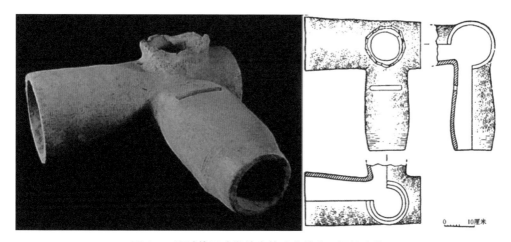

图 1-8　阳城战国晚期输水管路中的陶四通控水管

注　选自《登封王城岗与阳城》。

《左传·襄公十七年》有"国人逐瘈狗"的记载，"瘈狗"即疯狗，疯狗咬人后会导致人得狂犬病。"逐瘈狗"起到了消灭传染病源的作用。

湖南长沙马王堆西汉古墓曾出土了我国最早的帛画《导引图》，上面绘有 44 个做着不同动作的人物，反映了战国时期流行的"导引"术。"导引"是中国古代的保健功法。其中有一个动作注明"引温病"（图 1-9），"温"即"瘟"，意为通过练习增强体质，有助于抵御传染病。

先秦时期的历史资料虽然比较零散，但足以说明，人类文明是在与疾病对抗的过程中发展起来的。人们不但从中形成了一些卫生观念，也总结了一些防病知识，这是有意识地防控传染病的开端。

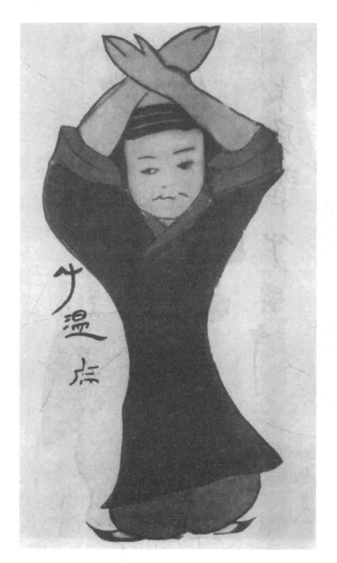

图 1-9　马王堆出土的《导引图》中的"引温病"图

第二章
秦汉三国时期

（公元前 221—公元 265 年）

一、秦汉时期的疫情

从秦统一六国到汉末三国分立的数百年里，我国发生过许多次传染病流行。我国有着系统的历史记录，通常会记录一些较严重的瘟疫流行的情况。例如，在《汉书》《后汉书》中，记载了以下这些"疫"或"大疫"：

汉景帝后元年（前 143 年），地大动，铃铃然，民大疫死，棺贵，至秋止。

汉元帝初（约前 48 年），是岁关东大水，郡国十一，饥疫尤甚。

新莽地皇三年（22 年），士卒饥疫，三岁余死者数万。

汉建武十三年（37 年），扬、徐部大疾疫，会稽、江左甚。

汉建武十四年（38 年），会稽大疫，死者万数。

汉建武三十六年（50 年），郡国七，大疫。

……

从历史记录得知，有的瘟疫是伴随地震、水灾发生的。我国是灾害频发的国家，灾害有可能使一些疾病传播媒介与人类接触增多，同时灾区卫生条件恶劣，人们身心受创，非常容易发生瘟疫，所以有"大灾之后必有大疫"的说法。

有的瘟疫则是由于统治者发动战争而引起的。例如，公元 22 年的瘟疫就是王莽攻打西南夷时发生的。西南夷是指巴蜀西南的少数民族聚居地区，其范围包括今四川省西部和西南部，贵州、云南两省及滇、黔、桂交界的地区（图 2-1）。这里的民族有自己的风俗习惯，汉朝在此设郡县后，给予当地部落首领一定的地位，大致尚可维持和平关系。王莽篡位后，大肆更改汉朝制度，将西南部落之一的鉤町王王邯贬为侯爵，引起王邯不满，新朝官员周钦于是用计将王邯杀死。结果王邯的弟弟带领族人起事，杀死了周钦等官员，引发了整个西南边疆的动乱。王莽派出平蛮将军冯茂，从四川等地征兵，并且征收军费，前去攻打。先后三年，战事不利，而西南地区环境恶劣，气候潮湿，最终引起严重流行病，士兵死亡高达百分之七十。但是王莽仍不肯罢休，将冯茂处死，又派宁始将军廉丹等从甘肃、陕西征发骑兵，继续发动四川周边民众输送粮食去前线，总数达二十万人之多。一开始取得了一定胜利，但后来粮食供应不上，民间开始出现饥荒，于是"士卒饥疫，三岁余死者数万"。

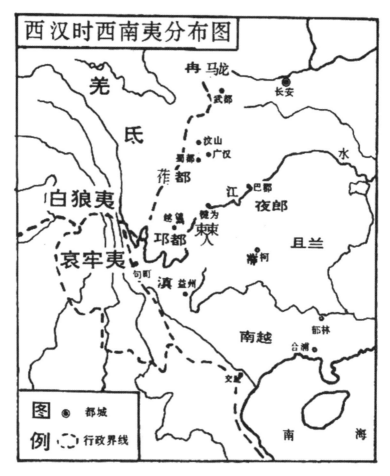

图 2-1　西汉时西南夷分布图

注　引自《中国古代通史图表》。

对于王莽改制后的一系列政治措施，史家评价不一。但当时社会人民疾苦，王莽仍发动这种损失甚大的战争，无疑削弱了自身的实力。《汉书·食货志》称，王莽当政时，"战斗死亡，缘边四夷所系虏，陷罪，饥疫，人相食。及莽未诛，而天下户口减半矣"。各种天灾人祸导致社会人口减少了一半，瘟疫是元凶之一，而政治的混乱加大了瘟疫的危害。

二、医事制度与救疫措施

秦统一中国以后，建立了一套庞大的国家机构，其中有掌管医药的太医令丞、医长、药长等。汉代的医官制度在秦的基础上更加完善。医官中职位最高者为太医令丞，太医中有太医监、典领方药和本草待诏，主要为宫廷医疗服务。还有女侍医、女医、乳医，在宫中主要为皇后、公主等服务，诊治妇产科疾病。只是这些医疗服务的对象并不包括普通百姓。

秦汉时期，政府对待传染病方面有一些相应的专门措施。如秦代的律令中，有专门的关于麻风病的条文。1975 年在湖北云梦出土的秦简（图2-2）上有一条写道：

"城旦、鬼薪疠，可（何）论？当迁疠迁所。"

疠即麻风。条文中说，对工人、犯人中的麻风患者，要强制收容到"疠迁所"，此举带有隔离的性质。

由于瘟疫时常发生，政府缺乏有效的应对办法，于是出现了皇帝下罪己诏的做法。因为古代认为瘟疫是上天降下的灾难，而皇室自称上承"天命"，不能不承担一定的责任。每逢严重灾难发生，皇帝都下诏承认自己政事不当，所以受到上天的惩罚，例如，汉文帝后元年（前 163 年）下诏说，近年粮食欠收，又有水旱灾害和

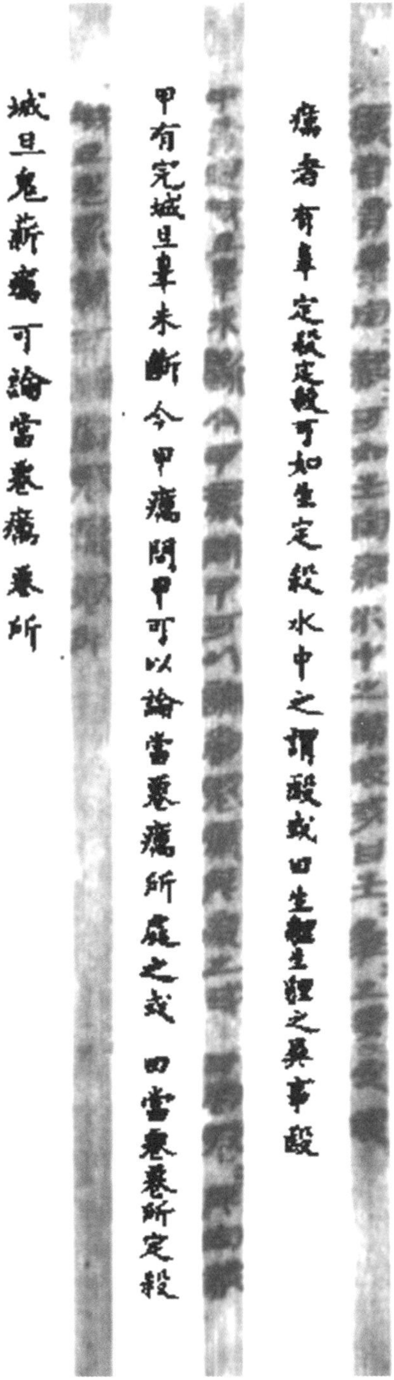

图 2-2　秦简中关于疠病的记载

注　选自《睡虎地秦墓竹简》。

瘟疫发生，是不是说我的施政有失当，举措有过错呢？让臣民公开讨论，提出意见。有的大臣就借此来劝谏皇帝，如张衡在京师大疫之时上疏皇帝，由于政事处置不当，所以上天用疫疾来怪罪，需要及时改过，以"取媚神祇"。皇室在疫灾流行时也会削减用度，以示与民同度时艰。如汉元帝初元元年（前48年）六月，"以民疾疫，令大官损膳，减乐府员，省苑马，以振困乏"（《汉书·元帝纪》）。虽然皇室贵族节省下来的费用未必会用到人民的救济中，其"罪己"、节俭之举也只是一种姿态，但在一定程度上也可抚慰民心，缓解民众的不满。

有积极意义的则是当时一些救助措施。如元始二年（2年），首次出现专门的收容平民疫病的机构。《汉书·平帝记》载："诏民疾疫者，舍空邸第，为置医药。赐死者一家六尸以上葬钱五千，四尸以上三千，二尸以上二千。"不但设置收容机构，提供治疗，还按不同标准给予救助敛葬，对减轻瘟疫传播是有帮助的。这也是最早的关于防疫性医疗机构的记载。

《后汉书》还多次提到汉灵帝时"大疫，使使者巡行，致医药"之类的事。东汉恒帝时也有记载，如元嘉元年（151年），"春正月，京师疾疫，使光禄大夫将医药案行"（《后汉书·恒帝纪》）。

一些官员主动参与民间救疫。例如，《后汉书·钟离意传》记载，东汉建武十四年（38年），会稽（今浙江绍兴）蔓延疫病，死亡人数上万，会稽太守钟离意积极救灾，亲自到民间进行救济，并施医送药，他的部下大多得以保全。图2-3为清康熙《圣谕像解》中的钟离意施政图。

《后汉书·曹褒传》记载，在发生疫病流行的时候，"褒巡行病徒，为致医药，经理饘粥，多蒙济活"，曹褒亲自到患者中间巡视，帮助提供医药，组织煮粥救济，许多民众因此得以存活。

《后汉书·皇甫规传》又载，东汉桓帝延熹五年（162年），先零羌叛，平叛的皇甫规部队遇到疫疾，["军中大疫，死者十三四。（皇甫）规亲入庵庐，巡视将士，三军感悦"。]这里所说"庵庐"，可能是军中收容疫病者的机构。图2-4为清顾沅《古圣贤像传略》中的皇甫中郎（皇甫规）像。

史书褒扬这些官员，肯定他们关怀疾苦的精神和努力组织防疫的做法，用意也是希望有更多后人学习。

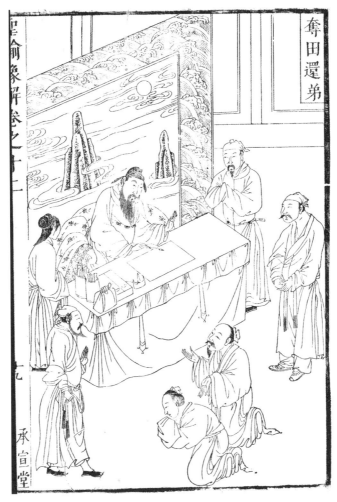

图 2-3　清康熙《圣谕像解》中的钟离意施政图

三、卫生措施与防疫风俗

注重卫生是防疫的基础，在考古和文献中都可以看到秦汉时期在卫生方面的进步。在宫室卫生方面，在建造、铺设下水道、排除污水方面又有了较大进步。秦都咸阳及汉都长安（今西安）均发现大量圆筒及五角形下水道，特别是阿房宫下之五角形下水道，更为坚固耐用，至今仍然完整如故。

对于城市环境卫生，东汉灵帝中平三年（186 年），掖庭令毕岚除铸作"天禄蛤蟆"（人造喷泉）外，还创造"翻车"和"渴乌"，用以喷路面。《后汉书·张让传》中记载："又作翻车、渴乌，施于桥西，用洒南北郊路，以省百姓洒道之费。"

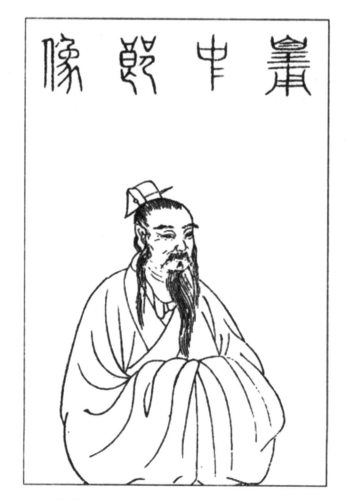

图 2-4　清顾沅《古圣贤像传略》中的皇甫中郎（皇甫规）像

据李贤注，翻车"设机车以引水"，渴乌"为曲筒以气引水上也"。这些技术改良提高了清洁卫生的效率。

汉代，人们处理粪、尿、痰涎有了更为有效的措施。许多文献中常有"厕""都厕"的记载，应劭《汉官仪》载，汉武帝时侍中"分掌乘舆服扬，下至亵器虎之属"。所说的亵器和虎子，是用来装载二便等排泄物的。还有收集痰涎的器皿"唾壶"，在汉代墓葬中屡见出土。曹操在给献帝的《杂疏》中，载有"纯金唾壶一枚，漆圆油唾壶四枚，贵人有纯银参带唾壶三十枚"（《太平御览》卷 703 唾壶），可见唾壶在当时上层社会已较为普遍地使用。

图 2-5 为三国时期的瓷虎子。

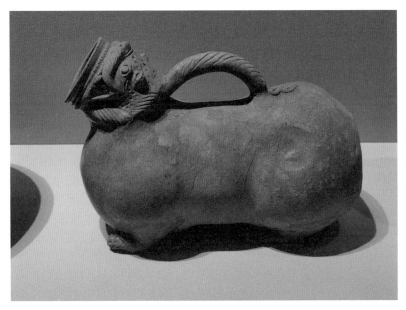

图 2-5　三国时期的瓷虎子

注　1973 年自江西省新建县出土。

对于个人卫生，汉代至少在官吏中已经形成每五日洗沐一次的制度。据徐坚《初学记》载："汉律，吏五日得一休沐，言休息以洗沐也。"饮食卫生方面，注意不食腐败和鼠蝇污染过的食物，东汉末成书的《金匮要略》指出："秽饭、馁肉、臭鱼，食之皆伤人。""六畜自死，皆疫死，则有毒不可食之。"无疑是经验之谈。

人们还认为某些药物具有驱疫的功效，形成了佩带或焚烧香药以预防传染病的风俗。1973 年长沙马王堆一号汉墓出土了一批香囊（其中有 4 个锦绣、6 个素绢香囊）、香枕和整枝茅香。这些香囊、香枕多由茅香、桂皮、花椒、高良姜、杜衡、辛夷、藁本、佩兰、干姜等香药制成，含有挥发油的香药气味芳香，有良好的辟秽防病作用。除了佩带外，人们还在室内焚烧香药。室内焚香的器具主要是熏炉（图 2-6），又称香熏、香炉等，在我国民间广泛应用，是调节空气、祛秽除浊的卫生用具。

鉴于瘟疫的可怕，人们逢年过节在表达喜庆的时候，经常要表达免除疫病的期望，日久形成了一些流传久远的民俗。例如，农历正月初一有饮屠苏酒以避瘟疫的风俗，人们将桂心、防风、蜀椒、桔梗等药物在除夕之日悬吊到井底，到初一取出来，放在酒里煮，然后全家由年长到年幼依次饮用。药渣放回井里，过后饮用这里的井水，就可以防病。据记载，这是三国时华佗传下来的药方，后来的葛洪、孙思邈等著名医家都非常推崇，孙思邈还说"一人饮一家无疫，一家饮一里无疫"。

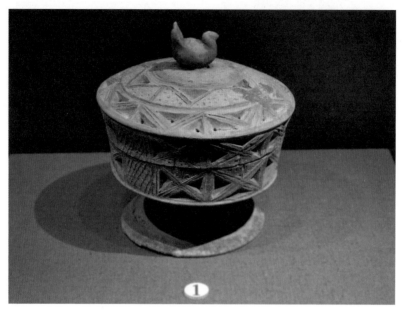

图 2-6　长沙马王堆汉墓出土的熏炉，其内残留香药材料

端午节的一些习俗也与驱疫的愿望有关。《后汉书·礼仪志》中记载，是日人们"以朱索五色为门户饰，以除恶气"，《风俗通义》中也记载"五月五日以五彩丝系臂者……令人不病瘟"。端午所在的五月被认为是"恶月"，可能因为天气转热，害虫孳生，疾病开始流行，所以人们特别注意防病，后来还演变出"渍酒以菖蒲，插门以艾，涂耳鼻以雄黄，回避虫毒"（《帝京景物略》）等一系列做法。有的地方则在端午做艾饼，利用艾叶逐寒湿的功能来防病。

汉代还在农历十二月举行盛大的腊祭，其中的主题也是驱除病疫。《后汉书·礼仪志》记载："先腊一日，大傩，谓之逐疫。"这个在腊日前一天举行的"大傩"仪式，甚至会由皇帝亲临主持。仪式中人们会将虚拟的"恶鬼"杀死丢弃，以达到驱疫的目的。山东嘉祥县武氏祠出土有汉代石刻《乡傩图》（图 2-7）中，就反映了当时大傩活动的场景。

这些各种各样的习俗，可以看到疾病、瘟疫对人们生活的影响。

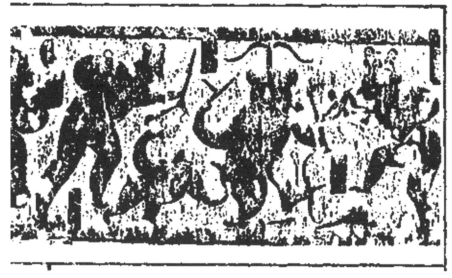

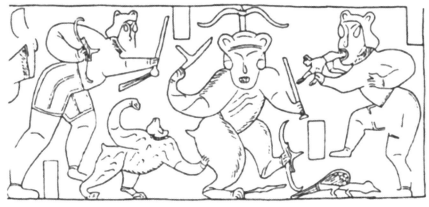

图 2-7　汉代石刻《乡傩图》

注　山东嘉祥县武氏祠出土。

四、马援与"瘴气"

人们熟悉的成语"马革裹尸"，出自东汉名将马援的典故，《后汉书·马援传》记载他曾说："男儿要当死于边野，以马革裹尸还葬耳。"

马援在说这句话的时候是东汉建武二十年（44 年）。这一年他南征交趾（今越南北部）得胜归来，充满豪情壮志，准备再北伐匈奴。其实他能顺利回来已不容易，因为南征遭遇了神秘的"瘴气"。

东汉光武帝建武十六年（40 年），交趾郡首领征侧、征贰反叛，占据了九真、日南及合浦等郡 65 城。东汉光武帝刘秀封马援为伏波将军,命其出师讨伐。当时,汉王朝国力强盛,马援大军并没有将乱军放在眼里,他们最担心的"敌人"反而是南方的疫病。《后汉书》记载"出征交趾,土多瘴气,援与妻子生诀,无悔吝之心",也就是说,马援听说交趾一带"瘴气"严重,为此在临行前特地跟妻子诀别,担心一去不还。

什么是"瘴气"呢?《后汉书·马援传》留下了正史中的最早记载。马援到了南方,看到"下潦上雾,毒气重蒸,仰视飞鸢,跕砧堕水中"。这句话的意思是说,南方到处都是湿地,经常雾气弥漫,其中好像有毒气,天下的飞鸟有时都中毒掉到水里。

交趾在北回归线以南,已经属于热带地区。这里丘陵起伏,雨林密布,气候潮湿闷热,沼泽中还有沼气(主要成分是甲烷),成为危害人体的因素。更主要的是,热带地区有许多病原体,马援带领的士兵都是北方人,来到这里属于易感人群,所以很快部队里就发生了瘟疫。据说"军吏经瘴疫死者十四五",甚至连马援的左右手、一同出征的楼船将军段志也病故了。从记载分析,影响汉军的主要是瘟疫,但由于人们不知道原因,就认为南方雾气中有无形的毒,称之为"瘴气"。因此,"瘴气"与瘟疫结下了不解之缘。

汉朝军队水陆两路历经苦战,最终还是平息了叛乱。其中有一个重要因素是马援在当地找到了一种良药,一定程度上帮助缓解了疫病的影响。史书记载:"援在交趾,常饵薏苡实,用能轻身省欲,以胜瘴气。"薏苡实即薏苡仁,有的地方又叫苡米、米仁,能健脾、去湿解毒,在南方很多地区多见。它虽然不一定能直接杀灭病原体,但是通过改善湿热,可以让身体不容易得病,或者得病了也能减轻症状,这对提高部队的战斗力是有帮助的。马援显然非常赞赏薏苡仁的功效,在班师回朝时特别装了一车上好的薏苡仁带回去,想看看能否在北方种植。不料这给他带来了麻烦,也就是后人所说的"薏苡明珠之谤"的历史典故——

上好的薏苡仁又圆又白,远看很像珍珠,而南方沿海正是盛产珍珠之地,所以有些人认为马援带回来的肯定是珍珠。公元 49 年,征战一生的马援病死了,立刻有人举报,说他生前在南方贪污了一车"珍珠"。光武帝大怒,立即追缴封赏给马援的新息侯印。导致马援家人都不敢为他举行葬礼,亲友无人来吊唁。后来经过多次申冤,光武帝才明白那是马援用来防疫保障征战的良药,为他平了反,允许重新举葬。

图 2-8 为广西横县为了纪念马援修建的伏波庙。

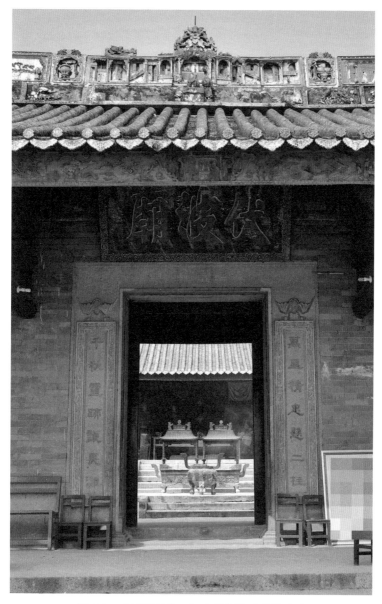

图 2-8　广西横县为了纪念马援修建的伏波庙

五、赤壁之战与瘟疫

东汉末年，群雄割据。曹操挟天子以令诸侯，于建安十三年（208 年）进攻江南的孙刘联军。赤壁一战，曹操军队大败，从此再无力南征，基本奠定三分天下的局面。

《三国演义》中关于赤壁之战的故事最为脍炙人口，其中说到曹操军队因不习水战，于是将战船连锁，不料为孙吴联军火攻，导致惨败。但是有一个因素在小说中没有专门提及，据正史记载，实际上瘟疫对战事产生了重要影响。

《三国志·魏志·武帝纪》中记载："公（曹操）至赤壁，与备战不利。于是大疫，吏士多死者，乃引军还。备遂有荆州江南诸郡。"而《三国志·吴志·吴主传》中也记载："公（曹操）烧其余船引退，士卒饥疫，死者大半。"据《三国志·吴志·周瑜传》注引《江表传》的记载，曹操曾愤愤不平地说："赤壁之役，值有疾病，孤（曹操）烧船自退，横使周瑜虚获此名。"显然曹操认为真正使他败退的是瘟疫。历史上有关曹操的记载，都说他很注重士卒疾苦。《三国志·魏志·武帝纪》中记载他说："自顷以来，军数征行，或遇疫气，吏士死亡不归，家室怨旷，百姓流离，而仁者岂乐之哉？不得以也。"意思是说多次战争，加以瘟疫，使民众死亡惨重，令他非常忧心。所以，他因发生瘟疫而退兵是有可能的。

图 2-9 为曹操墓出土的铭牌记载墓中原本有"墨涂画药函一具"，可能装有药物。可惜同土时没有发现。

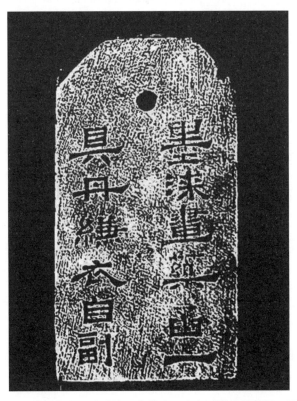

图 2-9　曹操墓出土的铭牌记载墓中原本有"墨涂画药函一具"

　　许多历史学者都想探究清楚当时发生的是何种瘟疫，竟然左右了这一场关键战争。有学者认为可能是急性血吸虫病。根据现代调查，赤壁战场一带属于血吸虫病严重流行区。另外，疫情主要发生在曹操军队，而对孙刘联军影响不大，可能是因为曹军多为北方人，新进入疫区，对血吸虫特别易感，感染后发病症状严重；而长期在疫区内生活的孙、刘两军士兵，即使感染血吸虫病也多为慢性，不会在短期内影响战斗力。

　　有学者认为是疟疾。基于现代调查，湖北在以前是疟区，存在着间日疟、恶性疟、三日疟 3 种疟原虫。曹军当年进入江汉平原和湖沼地区，正是疟疾传播季节，而且疟疾也是外来人口感染严重。

　　有学者认为是斑疹伤寒。这是一种虱媒传播的疾病，多发生于寒冷季节，向来有"战争热""饥荒热"之称。结合同时代张仲景著《伤寒杂病论》记载，有的患者身上"斑斑如锦纹"，有学者认为正是斑疹伤寒的表现。

　　以上说法各有依据，但也说明了古代瘟疫记载大多不详细，现代人想要准确判断某次瘟疫到底是什么传染病相当困难。这是我们在阅读历史资料时要注意的。

六、《黄帝内经》的防疫思想

　　秦汉时期，中医经典《黄帝内经》正式成书。现在流传的《黄帝内经》包括《素问》和《灵枢》两部分，各为九卷八十一篇。《黄帝内经》确立了中医的基本理论，主要内容包括阴阳五行、五运六气、脏腑经络、病因病机、诊法治则、针灸方药、养生预防等方面内容，并涉及习医、行医的医德要求和心理学、时间医学、地理医学、气象医学等知识，是我国古代医学文献中最重要的典籍之一，对世界医学的发展也有着不可忽略的影响。

　　《黄帝内经》对防疫有深刻认识，提出了许多有价值的思想（图 2-10）。其中最重要的是"正气存内，邪不可干"的防疫观。

　　《黄帝内经》认为，正常的健康人体是阴阳平衡的。疾病的产生是由于"邪气"侵犯，打破平衡；人体本身有抵御邪气、恢复平衡的能力，也就是"正气"。《黄帝内经》认识到传染病的特点是"皆相染易"，书中以黄帝的口吻提问说：瘟疫发生的时候，发生传染，人们不论老少，都会发生相似的症状，怎么能避免感染呢？黄帝的大臣岐伯回答说："不相染者，正气存内，邪不可干。""干"就是侵犯，如果正气充足，就不会被邪气侵犯了。"正气"类似于现代所说的免疫功能。《黄帝内经》中还记载："风雨寒热，不得虚，邪不能独伤人。""虚"就是指正气虚，如果不虚，外邪是不能轻易令人生病的。

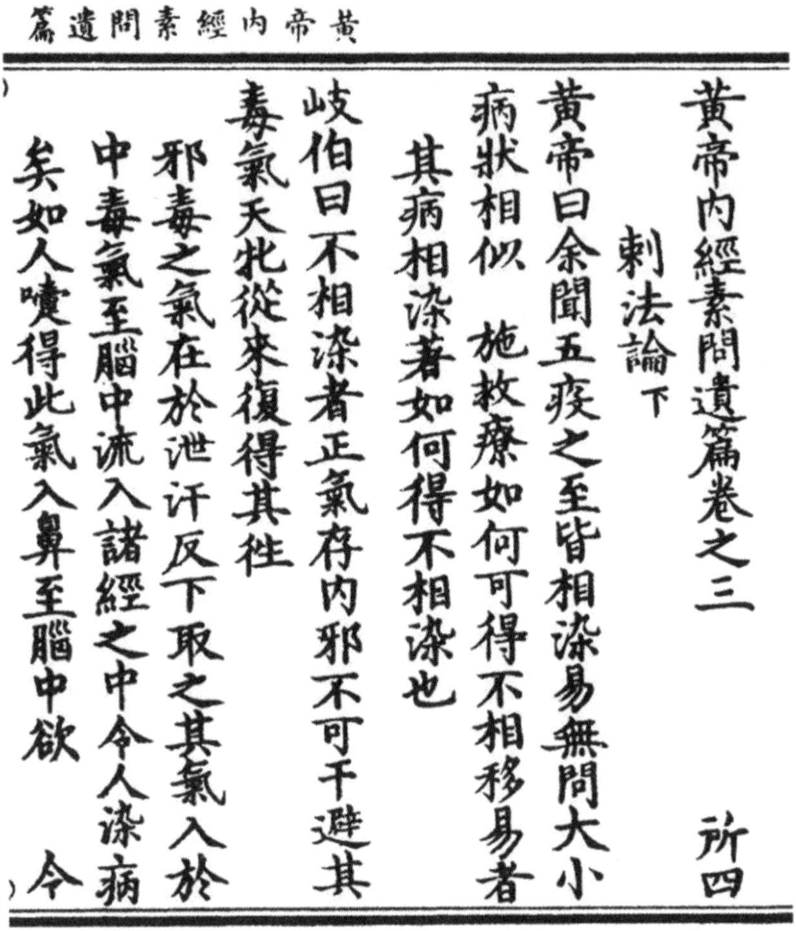
黄帝内經素問遺篇

黄帝内經素問遺篇卷之三　所四

刺法論下

黄帝曰余聞五疫之至皆相染易無問大小病狀相似　施救療如何可得不相移易者

其病相染者如何得不相染也

岐伯曰不相染者正氣存内邪不可干避其毒氣天牝從來復得其往

邪毒之氣在於泄汗反下取之其氣入於中毒氣至腦中流入諸經之中令人染病矣如人嚏得此氣入鼻至腦中欲　令

图 2-10　《黄帝内经》关于疫病的记载

《黄帝内经》强调内因（正气）对防疫起关键作用，这是有一定道理的。但是我们不能绝对化地去理解，因为《黄帝内经》还记载“虚邪贼风，避之有时”，认为也要尽可能避开邪气。从传染病来说，体质好的人接触病原体并不一定发病，如果发病了也容易痊愈。

《黄帝内经》中还有一句名言叫“上工治未病”。“未病”怎么“治”？意思是指在“未得病”之时早期预防，在“未病重”之前要及时治疗。由于古人无法得知病原体，所以想完全避开传染病是不可能的。得病了就要靠古代医生细心诊察，通过症状归纳病因和病理，然后用药物、针灸等进行干预。有些药物有一定的杀灭病原体作用，有些治法则通过激发人体免疫功能来生效。

传染病的诊断和治疗越早越好。为了做到及早预知，《黄帝内经》根据瘟疫发生往往受气候环境影响的特点，结合古代的天文气象知识，提出了"五运六气学说"。其主要精神是总结不同年份的气候异常变化规律，用来推测、判断容易发生瘟疫的时间，以便及时应对。这一学说的价值仍需深入研究。

七、"医圣"张仲景的贡献

东汉末汉献帝建安时期，瘟疫连年流行，给社会带来巨大的伤害。曹操的儿子曹植曾作《说疫气》一文，里面这样写道：

"建安二十二年（217年），疠气流行，家家有僵尸之痛，室室有号泣之哀。或阖门而殪，或覆族而丧。"

据曹植所记，遭受疫病之害最惨的是普通百姓。但事实上疫病是不分贵贱的，官宦文人也一样会染疾。曹植的哥哥曹丕在《与吴质书》中写道："昔年疾疫，亲故多离其灾。徐、陈、应、刘，一时俱逝，痛可言邪！"文中说的是徐干、陈琳、应玚、刘桢这4人，均属于文学史上"建安七子"的成员，不幸先后死于疫疾。曹丕特别伤感地说："疫疠数起，士人凋落，余独何人，能全其寿？"认为不如将精力用于创作诗文，让作品能够不朽。

但真正在瘟疫中创造了不朽作品的人，不是曹丕，而是伟大的医学家张仲景。

张仲景（约150～219年），名机，东汉末年南阳郡涅阳（今河南南阳）人。据说曾任长沙太守，所以后人也称他为张长沙。建安年间疫疠横行时，张仲景宗族原有人丁二百余口，不到十年间，死亡者有三分之二，而其中死于伤寒的竟占十分之七。这给了张仲景极大的刺激。他深感世人追逐名利，却不研究医学，这实在是舍本逐末之举，于是"勤求古训，博采众方"，编成了《伤寒杂病论》十六卷。此书经汉末战乱兵火而散佚，后来经西晋太医令王叔和及宋代林亿等整理，原文分成《伤寒论》和《金匮要略》二书，前者专门讨论伤寒病，后者主要论述内伤杂病。

明万历二十七年赵开美刻本《仲景全书》序言说，当时疫疠盛行，沈南昉用《伤寒论》之法救人无数（图2-11），可见《伤寒论》的方药一直在指导后世临床。

对于造成张仲景宗族人口大量减少的"伤寒"疫病到底是什么，近代以来有不少学者提出过自己的观点，有学者认为是流行性感冒，也有学者认为是流行性出血热等。其实与其只去考证病名，不如去好好学习张仲景论治的思维。

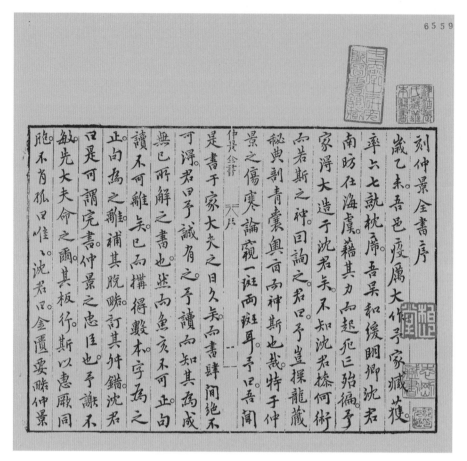

图 2-11　明万历二十七年赵开美刻本《仲景全书》

张仲景在《伤寒杂病论》中，采用"六经"（太阳、阳明、少阳、太阴、少阴、厥阴）的概念来剖析"伤寒"病各个阶段的特点，并且随疾病表现变化及时调整用药。也就是说，即使不知道侵犯人体的病原体是什么，但是通过细致观察，可以掌握人体得病后的变化规律，针对不同症状分别用药，这是一种精细的个体化诊疗方式，在当时发挥了很大的作用。人们称他奠定了中医辨证论治的纲领。

张仲景的思想远远不止于用在"伤寒"这种病上，它也是中医临床治病的根本原则。后世的中医将张仲景的处方用在各种传染病的治疗中，均取得了很好的效果。以传染病为例，属于寒性流行性感冒的，可以用麻黄汤、桂枝汤之类发汗解表，也可用小柴胡汤之类和解；属于热证的，则有白虎汤和承气汤；还有利水的五苓散、温中的理中丸、治黄疸的茵陈蒿汤等。不管是何种疫病，只要出现相应的证候便可应用，古今均有不少医案验证它们具有良好的效果。

正是由于张仲景对中医临床的巨大贡献，自宋、金、元时代开始，他就被称为"医圣"。张仲景墓碑（图 2-12），位于河南省南阳市城东温凉河畔同埠之上，上书"东汉长沙太守医圣张仲景先生之其时墓"。在中国历史上，能被称为"圣"的人可谓寥寥无几，由此可见张仲景在古代医学中的地位。

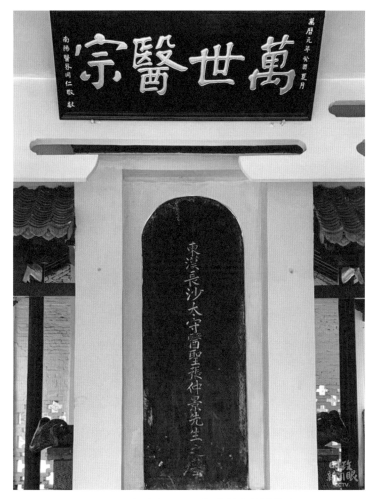

图 2-12　河南南阳医圣祠内的张仲景墓碑

八、有关防疫的典故与传说

面对可怕的疫病，人们不免期望有神仙来拯救更多的世人。有一些给人们提供过帮助的人，后来就演变成为传奇，成为中国文化典故。

例如，古代"橘井泉香""杏林春暖"的典故，都跟瘟疫有关。"橘井"的典故来自于《列仙传》。据记载，汉文帝时桂阳郡有个叫苏耽（图 2-13）的人，从小丧父，与母亲相依为命。苏耽年长后研习道术，一天突然天空鼓乐齐鸣，神仙自天上乘龙而下，降落苏宅。苏耽对母亲说，自己已修成正果，神仙来接他上天。然后指着院中的井和井边的橘树说，明年天下将流行瘟疫，这井里的水和这棵橘树能够治疗。第二年，果然瘟疫大作，病者众多。苏母按照儿子的嘱咐，用井水泡橘叶，广施患者，饮者立愈。消息传开后，求水者络绎不绝，远至千里，橘井救人无数。

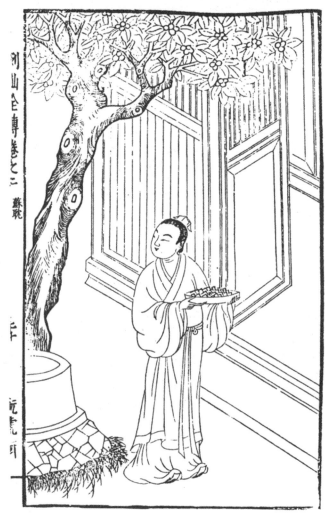

图 2-13　明《列仙全传》中的苏耽像

　　"杏林"的故事出自《神仙传》，三国时名医董奉在豫章庐山行医，为当地人治病分文不取。只要求重病患者病好以后，要在他的住屋旁边种五株杏树；轻病患者，病好后种杏树一株。由于看病的人很多，数年之后，他住的地方杏树成林，果实累累。董奉又用杏子换稻米，以之救济贫苦人家。于是"杏林"美名四传，后来成为行医的代名词。据记载，董奉经常给麻风病患者诊治，采用汤药外敷、泡浴的方法，有很好的效果。

　　后世文人将以上两个故事概括成"橘井泉香"和"杏林春暖"的对子，经常悬挂于古代药堂或医生诊室中。类似这样的故事，古书中记载的还有很多。例如，三国时期，有个"负局先生"，也很有道术。他平时职业是给人磨镜，经常问人："有什么疾病吗？"有的话就拿出紫色药丸给人服用，效果很好。有一年瘟疫大流行，他到处施药，救活了数万人，但不收分文。据说后来到吴山绝崖隐居，有人来求药便会吊下来给人。临终前对大家说，我要去蓬莱仙山了，现在给你们一些"神水"，看到山石上有白色的水流下，你们服了就可治病。人们才知道他并非凡人。

　　这些传说故事为什么长久流传呢？从中可以看到，民众是多么希望有人能降服疫魔。正是在这种冀望中，产生了本土化的宗教道教。

　　《汉书·五行志》中记载，东汉末连年大疫，这时在四川出现五斗米道，中原出现太平道，都是类似于宗教的组织，以治病为传统手段，吸引信众。五斗米道的创始人张道陵（图 2-14）的治病方法很简单，只需病者反思过罪，然后饮以符水，病愈之后出米五斗即可，以此吸引了不少民众，信众达到数万人。后来张鲁、张修、张角等继承张道陵的传教模式，后人将他们统称为道教。虽然古人已经指出，他们的方法"实无益于治病"，但在乱世中，这类组织的确给人们提供了一种精神依托，所以兴盛一时。

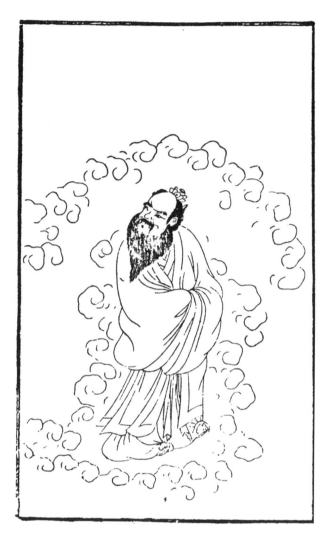

图 2-14　明《列仙全传》中的张道陵像

第三章

两晋南北朝隋唐时期

（265—960 年）

一、疫情与社会

两晋至五代，我国处于大治与大乱交替的剧烈振荡之中。西晋开国后，由于北方民族政权入侵，被迫南迁，后来南北分裂，南北朝政局动荡不已，社会战乱频繁，成为瘟疫爆发的温床。

在这数百年间，史书记载的"大疫"不断，例如：

晋泰始十年（274 年）　大疫，吴土亦同。（《宋书·五行志》）

晋咸宁元年（275 年）　十一月，大疫，京都死者十万人。（《宋书·五行志》）

晋元康二年（292 年）　十一月，大疫。（《宋书·五行志》）

晋永嘉六年（312 年）　是岁大疫。（《晋书·怀帝纪》）

晋永昌元年（322 年）　十一月，大疫，死者十二三。河、朔亦同。（《宋书·五行志》）

晋永和六年（350 年）　是岁，大疫。（《晋书·穆帝纪》）

晋永和九年（353 年）　五月，大疫。（《宋书·五行志》）

晋太和四年（369 年）　冬，大疫。（《宋书·五行志》）

晋太元四年（379 年）　三月，大疫。（《晋书·孝武帝纪》）

晋太元五年（380 年）　五月，自冬大疫，至于此夏，多绝户者。（《宋书·五行志》）

晋隆安元年（397 年）　八月……，时大疫，人马牛多死。帝问疫于诸将，对曰："在者才十四五。"（《魏书·太祖纪》）

晋义熙元年（405 年）　十月，大疫，发赤斑乃愈。（《宋书·五行志》）

晋义熙七年（411 年）　春，大疫。（《宋书·五行志》）

魏泰常五年（420 年）　军大疫，死者十二三。（《魏书·天象志》）

魏泰常八年（423 年）　士众大疫，死者十二三。（《魏书·太宗纪》）

魏太安五年（459 年）　军大疫。（《魏书 · 天象志》）
宋大明四年（460 年）　都下大疫。（《南史 · 宋本纪》）
魏天安元年（466 年）　天下大疫。（《魏书 · 天象志》）
宋泰始四年（468 年）　普天大疫。（《宋书 · 天文志》）
梁大通三年（529 年）　都下疫甚。（《南史 · 梁武帝纪》）
唐贞观十年（636 年）　关内、河东大疫。（《新唐书 · 五行志》）
唐永淳元年（682 年）　冬，大疫，两京死者相枕于路。（《新唐书 · 五行志》）
唐元和元年（806 年）　夏，浙东大疫，死者大半。（《新唐书 · 五行志》）
唐太和六年（832 年）　春，自剑南至浙西大疫。（《新唐书 · 五行志》）
南唐保大十二年（954 年）　大饥疫。（《十国春秋 · 南唐纪》）

图 3-1 为《新唐书》关于疫病的记载。

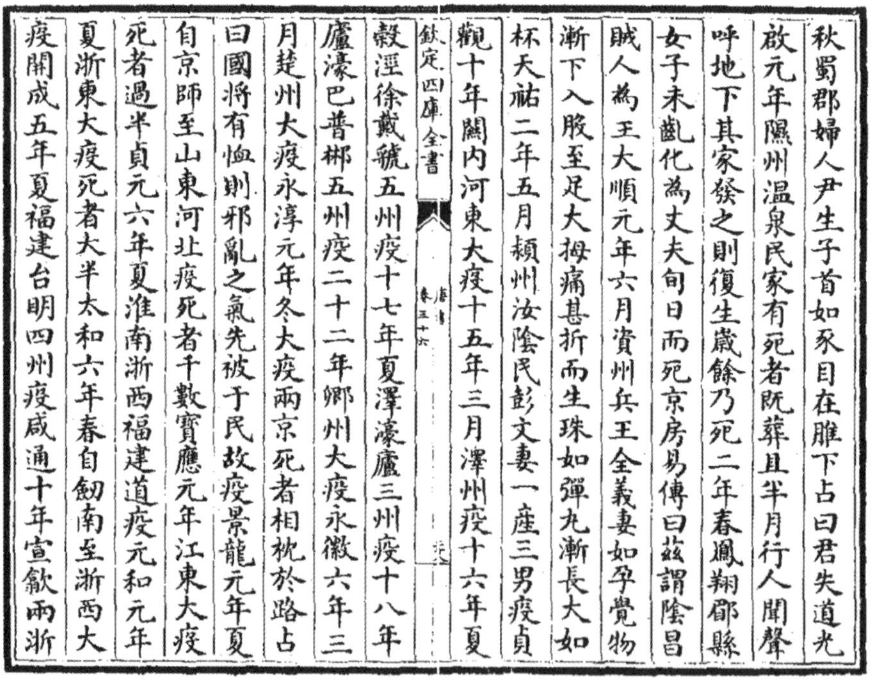
秋蜀郡婦人尹生子首如豕目在腋下占曰君失道光
啟元年隰州温泉民家有死者既葬且半月行人聞聲
呼地下其家發之則復生歲餘乃死二年春鳳翔郿縣
女子未亂化為丈夫旬日而死京房易傳曰茲謂陰昌
賊人為王大順元年六月資州兵王全義妻如孕覺物
漸下入股至足大拇痛甚拆而生珠如彈丸漸長大如
杯天祐二年五月潁州汝陰民彭文妻一産三男疫貞
觀十年關内河東大疫十五年三月澤州疫十六年夏
欽定四庫全書
穀涇徐戴虢五州疫十七年夏潭濠廬三州疫十八年
廬濠巴普郴五州疫二十二年鄉州大疫永徽六年三
月楚州大疫永淳元年冬大疫兩京死者相枕於路占
曰國將有恤則邪亂之氣先被于民故疫景龍元年夏
自京師至山東河北疫死者千數寶應元年江東大疫
死者過半貞元六年夏淮南浙西福建道疫元和元年
夏浙東大疫死者大半太和六年春自劍南至浙西大
疫開成五年夏福建台明四州疫咸通十年宣歙兩浙

图 3-1　《新唐书》关于疫病的记载

其他不是“大疫”的记载就更多了。我们不清楚史书记载“大疫”的标准是什么，或许是以人数为参照，因为当某个地区人口死亡过多时，就会影响当年或来年的纳粮情况。有几条记录提到死者的比例，“十分之二三”或“大半”，统计的范围有的是军队，有的是地区，以此反映疫情的严重程度。

二、两晋南北朝的动乱与瘟疫

两晋南北朝的许多严重疫情都跟战争与动乱有关。

西晋建立 10 年后的"咸宁大疫"，是三国战乱时期瘟疫的延续。晋武帝咸宁前后，天下尚未一统。南方的吴国屡有疫情，尤其是 272～274 年（吴凤凰元年至三年）"连大疫"（《三国志·三嗣主传》）。在晋王朝这边也时有疫情，至晋武帝咸宁元年（275 年）12 月，终于酿成严重瘟疫，"是月大疫，洛阳死者大半"（《宋书·武帝纪》），"京都死者十万人"（《宋书·五行志》）。这场疫病延续到第二年才逐渐消退。

在这次死亡极多的京师大疫中，不幸病倒的包括了晋武帝司马炎（图 3-2）本人。咸宁二年（276 年）春正月，司马炎患上瘟疫，不能上朝。大臣贾充认为他可能不治，开始谋划争夺继位权，为了扶持他的女婿齐王司马攸，计划对太子司马衷下手。但司马炎很快康复，夺去贾充兵权，平息了事件。见到武帝痊愈，群臣都来祝贺，被刚刚经历过疫病之苦的司马炎拒绝了。他下诏说："每念顷遇疫气死亡，为之怅然！岂以一身之休息，忘百姓之艰邪？"（《晋书·武帝纪》）

东晋较严重的疫情有元帝永昌年间的大疫。晋元帝永昌元年（322 年），"十一月，大疫，死者十二三。河、朔亦同"（《宋书·五行志》）。这一年，正好南北两地都正在进行战争。在东晋偏安的南方，权臣王敦发动了叛乱，带兵攻打京都建康，击败朝廷军队。战乱之后京师就暴发疫情。根据《晋书·元帝纪》的记载，在这一年十一月，朝廷任命司徒荀组为太尉，但未拜而薨，不久，元帝也死去。他们都死在疫病流行的高峰期，有学者怀疑二人也是死于疫症。两年之后，晋明帝讨伐王敦，王敦患病不能指挥军队，后来病死，可能也是患上瘟疫。

在少数民族政权争战的北方，前赵国主刘曜正率军攻打氐羌，在仇池与敌方将领杨难敌对峙。结果部队遭到疫疾的侵袭，连刘曜也病倒。史载"时曜寝疾，兼疠疫甚，议欲班师"，好在刘曜劝降杨难敌成功，避免了战事。这时另有一个称藩于前赵的将领陈安前来求见，刘曜因为疫情严重，没让他来，于是陈安认为刘曜将死，纵兵作乱抢掠。刘曜只得乘马舆逃走，派将领呼延实断后，结果呼延实被陈安俘杀。

从上面这些历史故事可以看到，瘟疫侵袭的时候从不管人的身份地位，帝王将相都无法幸免，而那些普通的士兵和百姓们，所受的灾难就更重了。

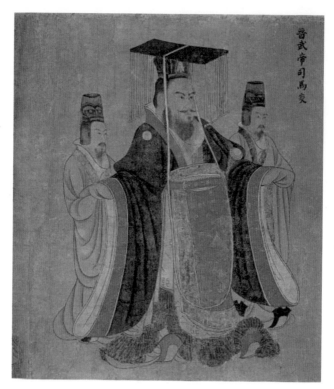

图 3-2 《历代帝王图》中的晋武帝司马炎像

　　南北朝时期，北魏道武帝拓跋珪（图 3-3）于皇始元年（396 年）亲率"六军四十余万"，南下讨伐慕容宝，节节胜利，但至次年遇到疫疾，"时大疫，人马牛多死"，拓跋珪查问疫情，部下回答说，剩下来的不到一半了。疫疠严重，而前面又有乱军，部下都希望退兵。拓跋珪听后却说："瘟疫流行，这是天命，有什么办法呢？四海的人民都可以成为子民，我征服了就不用担心没有人。"大臣听了都不敢出声。在冷酷的统治者心目中，士兵、人民都只是数字。

　　如果遇上战乱围城，瘟疫很容易暴发，百姓更无处可逃。如南朝齐东昏侯永元三年（501 年），后来的梁武帝萧衍起兵围攻郢州，围城数月之后，郢州才投降。原本城中有十余万人，死于瘟疾及营养不良的达百分之七八十。萧衍派官员韦叡留在郢州善后，韦叡看到的是种种惨像："男女垂十万，闭垒经年，疾疫死者十七八，皆积尸于床下，而生者寝处其上，每屋盈满……"韦叡努力救济生者，掩埋尸体，赢得了百姓的信任。这项工作一直到第二年萧恢出任郢州刺史时尚未结束，可能仍有新的疫情。《梁书·列传第十六》中记载："郢城内疾疫死者甚多，不及藏殡。"萧恢一上任，就致力于埋掩尸骸。

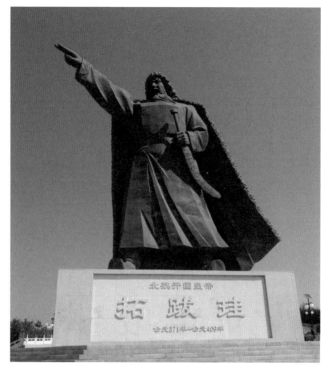

图 3-3 内蒙古凉城的北魏道武帝拓跋珪像

更有甚者，南朝侯景围困建康时，还人为制造疫病。梁太清二年（548 年），侯景在寿州（今安徽淮南）举兵叛变，引兵直驱长江，包围了梁都建康。梁军固守，各路援军相继勤王，侯景见援军号令不一，又听说城中暴发瘟疫，判断肯定会有人变节投降，于是继续围城。据记载，城里原来有民众、士兵十多万，在瘟疫影响下死亡过半，守城军队只剩下两三千人了，"横尸满路，无人埋瘗，臭气熏数里，烂汁满沟洫"。据说当时侯景派人在水源上游放毒，应该是中毒病死的人多了，不能及时掩埋，卫生条件变差，于是继发瘟疫。最终正如侯景所料，城中有人变节，令建康城陷落。此次建康之围长达 130 多天，"城中积尸不暇埋瘗，又有已死未敛，或将死未绝"，侯景残暴地将已死、未死者都堆到一起，"聚而焚之，臭气闻十馀里"（《南史·侯景传》）。城中居民惨不可言。当时侯景的部队也染上瘟疫，但是侯景完全不顾，引起士兵不满。史书记载，侯景之乱时期，人民生活极其悲惨，"于是千里绝烟，人迹罕见，白骨成聚如丘陇焉"（《南史·侯景传》）。

战乱、饥荒加上瘟疫，使两晋南北朝成为中国历史上的一段黑暗时期。

三、隋唐五代的疫灾

隋朝建立38年，但是战争不断。开皇十八年（598年），隋文帝派遣大军远征高丽，至辽水，部队出现疫病，"不利而还""死者十二三"。尽管如此，隋炀帝仍然又发动了3次对高丽的作战，未能取胜，加上国内修运河，人民劳苦，国力耗尽，经济遭受严重破坏，国内一些地区"大旱疫"。最终引起各地农民起义，隋朝灭亡。

唐朝建立前后将近300年，经历了贞观之治和开元盛世的太平时期，也遭受了安史之乱和以后的藩镇动乱及唐末的大混乱，其中也出现了多次严重瘟疫，对社会带来很大破坏。

武则天掌权的永淳元年（682年），京师长安出现了一次唐前期最为严重的疫病，这次疫病是伴随重大自然灾害发生的。这年先是四月发生旱灾，皇帝因此避到东都洛阳。五月长安连降暴雨，引发洪水，城中平地水深四尺以上。大雨引起关中地区"麦苗涝损"。大雨过后，旱灾、蝗灾紧接而来，京兆、岐、陇等州蝗虫"食苗并尽"，于是关中出现大饥荒，"京师人相食，寇盗纵横"。到这年冬天，两京、蒲、同等州出现较为严重的疫情，"自陕至洛，死者不可胜纪"（《旧唐书·五行志》），"两京死者相枕于路"（《新唐书·五行志》），死亡人数不计其数。

开元盛世时期，唐朝国力强盛，国泰民安，瘟疫较少出现。但是在李林甫、杨国忠任相位时，派李宓征南诏（今云南），遇到了严重疫病。当时南诏国主阁罗凤不满唐朝官员欺压，起兵反抗。天宝十年（公元751年），唐玄宗命剑南节度使鲜于仲通率大军8万进攻南诏，结果在西洱河大败，士卒死者6万人。天宝十三年（公元754年），唐玄宗任命李宓为主帅，将兵7万再度大举进攻南诏。宰相杨国忠下令从陕西、河南、河北等中原地区征兵，由于听说云南"瘴气"盛行，人们纷纷逃避兵役。唐代大诗人杜甫写下了《兵车行》名作："车辚辚，马萧萧，行人弓箭各在腰。……生女犹得嫁比邻，生男埋没随百草。"大军出征后，阁罗凤诱之深入，闭壁不战。李宓部队粮草用尽，同时遇到"瘴气"，白居易有诗记述："闻道云南有泸水，椒花落时瘴烟起，大军徒涉水如汤，未过十人二三死。"结果全军"士卒罹瘴疫及饥死十七八"。由于战斗力大减，战事失败，李宓被擒，全军皆没。云南大理现存大唐天宝将士冢（图3-4），为安葬唐天宝之战剑南留侯李宓及阵亡将士的大型墓冢。

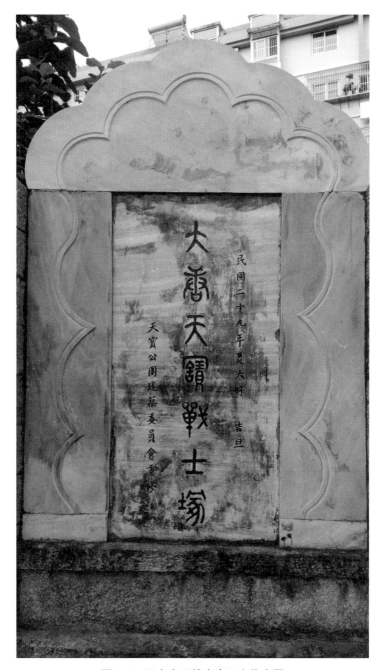

图 3-4 云南大理的大唐天宝将士冢

　　安史之乱爆发后，唐王朝的政治形势急转直下。藩镇割据、政治动荡、外族入侵，使得户口减少，国力衰弱。疫病在这样混乱的社会秩序下出现得越来越多，且破坏作用更加突出。唐代宗时，广德元年（763年）江东大疫，"死者过半"。官员独孤及对这次大疫有过详细的描述，他说762年大旱引发严重饥荒，到了763年出现瘟疫，"大疫，死者十七八。城郭邑居为之空虚，而存者无食，亡者无棺殡悲哀之送。大抵虽其父母妻子也啖其肉，而弃其骸于田野，由是道路积骨相支撑枕藉者弥二千里"（《吊道殣文》）（图3-5）。独孤及慨叹这是"春秋以来不书"的惨剧。

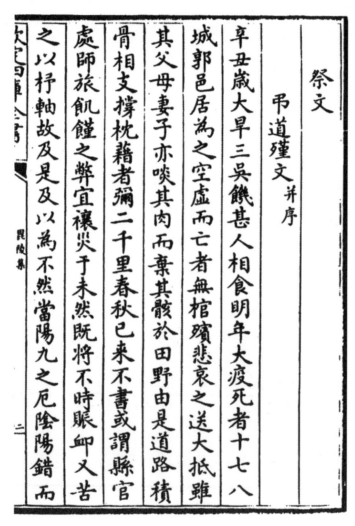

图3-5 《吊道殣文》书影

唐朝末年，黄巢发动了农民起义，其部队南下广州，试图建立南方根据地。但他的军中大部分是中原三江人士，难以适应南方的气候条件，乾符六年（879 年）在广州很多人得了疾病，"死者十三四"。黄巢被迫撤回北方，向长江流域推进。至信州时，受到唐朝高骈军队的包围，并发生大疫，最终黄巢失利。

五代十国时期，承接了唐末以来藩镇割据的纷争局面，各个军阀集团之间战争频繁，疫病不断。两大藩镇李克用与朱温屡屡发生冲突，朱温两次围困李克用所在的晋阳（今山西太原），都受到疫病的影响而失败。天复元年（901 年），朱温向李克用发动进攻，包围了晋阳城，但"大雨积旬""士卒疟利（痢）"，疟疾和痢疾广泛流行，朱温只得撤兵。次年，朱温派氏叔琮率军再度围困晋阳，期间又发生了疫病，氏叔琮只好撤军。

四、疫病下的迷信观念

为什么会发生可怕的瘟疫？在缺乏科学知识的时代，人们难以给出解释。出于恐惧，许多迷信活动得以大行其道。

有一些术士将瘟疫与星象联系起来，以向封建统治者作"预测"。这一时期史书中的《天文志》，经常有这种记载，如《宋书·天文志》说：

"孝建二年（455 年）五月乙未，荧惑入南斗。十月甲辰，又入南斗。大明元年（457 年）夏，京师疾疫。"

"泰始四年（468 年）六月壬寅，太白犯舆鬼。占曰：'民大疾，死不收。'其年，普天大疫。"

荧惑指火星，太白指金星，属于行星；南斗和舆鬼分别属于二十八宿中的斗宿和鬼宿，属于恒星。在地球上观察时，行星与恒星总会有会合的时候，星占家却将这种现象作为瘟疫发生的征兆。皇帝也用天意作为灾害后解脱责任的遁辞。如宋文帝元嘉五年（428 年）因疾疫下诏，称天下旱疫成患，一定是上天的告诫，责任都在我身上，"思所以侧身克念，议狱详刑，上答天谴，下恤民瘼"（《宋书·文帝本纪》），意思是要勤修政务，减少冤狱，来回应"天谴"。这些其实与防疫无关。借疫灾检讨施政得失，本来也有一定意义，只是经常说过之后就没有下文了。

在两晋南北朝时期，从东汉开始传入我国的佛教和中国本土的道教都得到很大发展。统治者经常利用宗教行为进行祈福禳灾。如南朝大通元年（527 年），笃信佛教的梁武帝（图 3-6）见"都下疫甚"，遂"于重云殿为百姓设救苦斋，以身为祷"（《南史·梁武帝本纪》）。类似宗教仪式在民间也很常见。

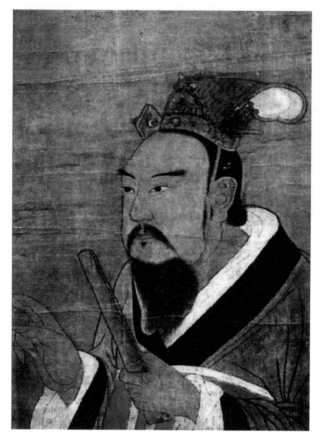

图 3-6　梁武帝像

　　佛教和道教都宣称有各种"法术"可以驱病。例如，东晋释法护翻译的《佛咒时气病经》，书中称咒语可以辟除"时气病"，也就是传染病。《高僧传》中记载，有个西域僧人叫诃罗竭，晋武帝太康九年（288 年）来到洛阳，见疫疾严重，就进行"咒治"，治好了许多人。《北史》中记载，有个叫惠怜的和尚，自称经他念咒后的水能够治疗各种病，于是每日有上千患者来求水。

　　道教也宣传有类似的法术。西晋末有道士王纂，见中原乱离，疠疫交作，"于静室飞章告天而泣涕不已"，结果感动神人，传授给他《神化》《神咒》两种经书，王纂按照经上的方法行斋仪，"自是疫疠不复作矣"（《历世真仙体道通鉴》）。东晋的许逊担任旌阳县令时，见郡民患疫，十死八九，于是以神方符咒为人治病，患者立即就好了，引得外地得病者纷纷前来求医，每日都有上千人。许逊将神符放在江中，患者去饮江水，就都好转了（《古今医统大全》）。

　　晋代葛洪（图 3-7）精通医术，同时也是个道士，他的著作《抱朴子》记载了当时道教流行的避瘟疫方法。例如，一些冥想功法，练习者想象身体成为玉石，不同季节呈不同颜色，或者想象体内五脏有五色真气卫护，称练习久了就可以避疫。另外，还主张用射鬼丸、赤车使者丸、冠军丸、徐长卿散、玉函精粉、青年道士熏身丸、崔文黄散、草玉酒、黄庭丸、皇符、老子领中符、赤须子桃花符等药物、符咒来驱疫。

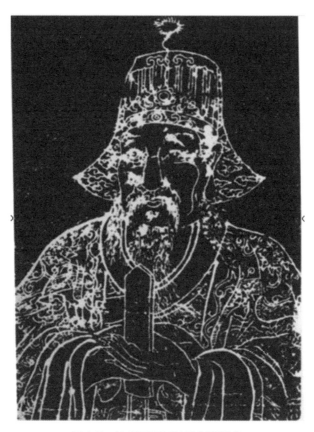

图 3-7　杭州西湖西岭碑刻葛洪像

　　对于瘟疫人传人的现象，古人称之为"注"，并且传说得疫病而死的人，会将疫气转注到另一个人身上。于是很多地方形成为死者"解注"的风俗。两晋南北朝许多墓葬中的镇墓文有相关记载，如说"生人前行，死人却步，不得相注忤"，祈求疫病不再传染给生人。

　　以上列举的这些行为使我们了解，迷信总是与恐惧相伴的。宗教和迷信活动也许在一定程度上能安抚人的心理，但对防疫来说没有真正意义。很多迷信活动还带有欺诈谋财的性质。唐朝宰相李德裕说，南方有人谎称有"圣水"治病，每斗水卖三千文，每十户只给一人，于是有些人得到后抬价转售，引起混乱。他说这些跟南北朝时曾流行的圣水、圣火一样，"皆本妖祥，古人所禁"，要求当地官员严加取缔。

五、疫灾的救助

在疫病带来重大灾难时，来自政府和社会的救助非常必要。

古代的救助分两种情况。一种是物质方面的救助，通常是事后的。例如，晋代咸宁大疫，晋武帝"赐诸散吏至于士卒丝各有差"（《晋书·武帝纪》），丝在古代属于经济物资。晋惠帝在元康七年（297年）雍、梁州疫后，于次年春正月"诏发仓廪，振雍州饥人"（《晋书·惠帝纪》），开仓放粮帮助疫后饥民。东晋孝武帝在太元四年（379年）三月大疫之后，下诏说，宫中实行节俭，所有官员俸禄减半，各项行政事项如果不是急务均暂时停止等。南北朝时陈太建六年（574）时，陈宣帝（图3-8）见"饥馑疾疫，不免流离"（《陈书·宣帝纪》），对青、齐、胶、光等州民众进行救济，派人开仓放粮，并且发放粮种，组织灾后耕种等。

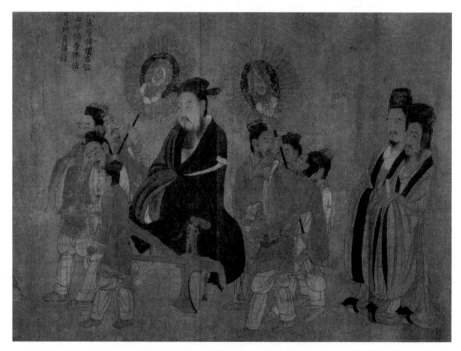

图 3-8　《历代帝王图》中的陈宣帝像

以上这些本来都是政府的职责，但在封建时代都认为是皇帝的"恩德"。

另一种是医药方面的救助。在古代，仅在宫府中有医药机构，能够为民间提供帮助的情况不多。《晋令辑存》说，晋朝有"疾疫者以医驰车马救疗"的情况。这方面的记载到了南北朝时期有所增多。因为在南朝刘宋元嘉二十年（443年），设置了医学教育，这是古代政府创办医学教育的最早记载。有了医学校，政府可以有一些医疗人员可供调配，所以在《宋书》中记载医药救助的情况较多。如元嘉二十四年（447年），建康发生疫病传播，朝廷"使郡县及营署部司，普加履行，给以医药"（《宋书·文帝本纪》），要求从中央到地方各级官员都要实施分发医药。元嘉二十八年（451年）四月，建康疫疾，又"使巡省给医药"。宋孝武帝大明元年（457年）四月建康疫疾，"遣使按行，赐给医药。死而无收敛者，官为敛埋。"大明四年（460年）四月"疫疠犹众"，孝武帝"遣使存问，并给医药。其死亡者，随宜恤赡"（《宋书·孝武帝纪》）。

唐代在长安设太医署，加强了医学教育，在当时堪称世界领先的医学校，而且在各地设"医学"机构，协助地方培育医药人材。唐玄宗重视医方，曾"亲制《广济方》颁示天下"，而且要求地方官员将主要的医方写在大板上，放在村坊要路榜示。后来唐德宗也仿效此法，贞元十二年（796年）下诏说："朕以听政之暇，思及黎元，每虑温湿不时，壅郁为疠。"担忧瘟疫流行而民间缺少方药，于是让大臣挑选"务于速效"的医方，编成《贞元集要广利方》5卷，责成有关部门颁下州府。

在疫灾流行时，政府派医赠药已是常规制度之一。如唐文宗大和六年春天，自剑南到浙西、江南大部分地区流传疫疾。文宗颁诏说"其疫未定处，并委长吏差官巡抚，量给医药，询问救疗之术，各加拯济"（《全唐文》）。

唐代佛教寺院有设立悲田院收养患者的做法，武则天执政时，政府派人对悲田院进行管理。唐武宗会昌五年（845年）毁天下佛寺，勒令僧尼还俗，其时悲田坊无人主领，宰相李德裕便奏请在两京及各州选取录事中年老谨厚为乡里称颂者来管理，并改名养病坊，当时还规定长安和洛阳两京出寺田十顷，大州和镇出七顷，其他州五顷，作为经济保障，田地的收成专供养病坊的饮食医药之用。另外还让州镇出官钱作本钱放贷，用利息来资助养病坊。

当时，有不少投身于疫病救护的官员，得到时人称颂。如《晋书》中记载，咸宁大疫时，官员庾衮家人遭疫，他的两个哥哥死去，另一个哥哥庾毗也被感染，病情严重，危在旦夕。由于害怕传染，亲戚与家人都逃走了，但庾衮决定留下来照顾庾毗，其他亲戚劝他离开时，庾衮拒绝了，并说"我不怕得病"。于是他悉心照顾患者，购置棺木安置其他死者。过了近百天之后，疫情终于消散，其他家人才回来，看到庚毗的病已经好了，庚衮也安然无恙（图 3-9）。

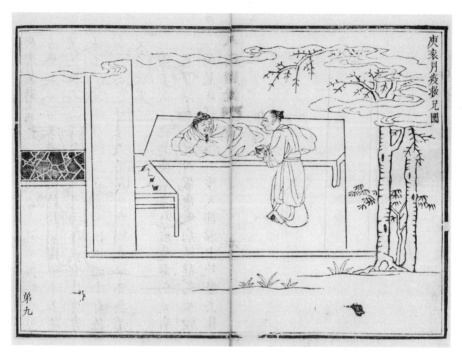

图 3-9　明代沈鲤《八行图说》中的"庚衮冒疫救兄图"

梁朝官员顾宪之受命到衡阳任职，到任后发现"郡境连岁疾疫，死者大半"，以致棺木价格急升，民众买不起，只能将尸体用竹席卷了弃于路旁。顾宪之一上任，立即下令要求人们尽快敛葬尸体，对于全家绝灭者，他拨出专款购置棺木，并派亲信去帮助掩葬。当地人还有一种风俗，如果染上疾病，会说是逝世的亲人遗留的灾祸，要"开冢剖棺，水洗枯骨"，以消除祸患。顾宪之认为这样既不合理又不卫生，多方劝导，终于革除了这一风俗。

隋代岷州刺史辛公义听说当时民众害怕疾病，"若一人有疾，即合家避之，父子夫妻不相看养，孝义道绝，由是病者多死"。于是他让人巡察，凡是发现有疫病无人照顾的，都接到官府内，有时达到数百人之多。辛公义亲自巡查照料，将所得秩俸全部用来延医和买药，使许多患者得以康复。由于当时是一种传染性不强的病，所以他将患者亲戚都叫来，劝导说："你们抛弃亲人的话，他们肯定死去。你们看我天天跟他们一起，如果会传染的话，我早就死去了。"患者亲戚都感到很惭愧（《隋书·辛公义传》）。

唐代宰相李吉甫在淮南期间，全州发生大疫，他十分担心，不饮酒，不听乐，"忧惨见色"。一次，有宾客来，他勉强设宴招待，席中不忘请教："弊境疾厉，亡殁相踵，诸贤杰有何术可以见救？"有个秀才推荐太白山王道士，曾在江淮一带救治疾病，治好了很多人。李吉甫大喜，派人去接王道士来，按照他的要求，买来药物，王道士让人浓煎，供给患者饮用，"重者恣饮之，轻者稍减，既汗皆愈"（《太平广记》卷四八·神仙·李吉甫）。

六、卫生与防疫的进步

这一时期，个人卫生、饮食卫生、环境卫生以及防病措施方面都有新的认识。

淋浴、刷牙、焚香等卫生习俗，在我国早就存在。而佛教传入后，促进了这些习惯的普及。东汉僧人安世高曾译有《佛说温室洗浴众僧经》，记载了佛教对洗浴的要求，认为斋浴可治疗七种大病。佛教寺庙都重视洗浴，《洛阳伽蓝记》卷 4 载，北魏时赵逸领宝光寺僧人曾掘得晋代浴室遗址。建于东汉的陕西扶风法门寺也建有浴室，而且还对外开放，如现存宋代法门寺《浴室院灵异记》（图 3-10）碑文载："寺之东南隅有浴室院……缁侣云集，凡圣混同，日浴于数。"即僧人和俗人都可以来洗浴，今遗址尚存。《南齐书》载有《沐浴经》三卷，说明当时对沐浴的重视。

在饮食卫生方面，晋代傅玄在《拟金人铭作口铭》中提出"病从口入"，认为饮食不慎可致疾病。这句话遂成为流传千载的卫生谚语。唐代孟诜的《食疗本草》重视饮食卫生，注重食物洁净，指出不明原因死去的动物不能吃，如说"犬自死、舌不出者，食之害人"。

在环境卫生方面，晋代张华《博物志》认为："土干则生蚤，地湿则生蚊。"认识到疾病媒介与环境条件的关系。南朝继承前人优良传统，重视清扫街道。《南齐书·王敬则传》记载当时有罚令盗贼充任清洁工的做法，受罚者要"长扫街路"，过些时日，可以举报其他盗贼来代替。梁朝遂安（今浙江淳安）县令刘澄在任时，"扫拂郭邑，路无横草，水剪虫秽"（《南史·何佟之传》）。唐代长安是我国古代一座建筑很壮丽的大都市，其卫生设施也很先进，如在地下系统设置排除生活污水与雨水用的地下水道（在东门外中兴路出土）和铁闸门（在北门外红端坡出土）（图 3-11），其中铁闸门安置在水道的入口，作过滤渣物之用，通过改善城市卫生来保护水源。

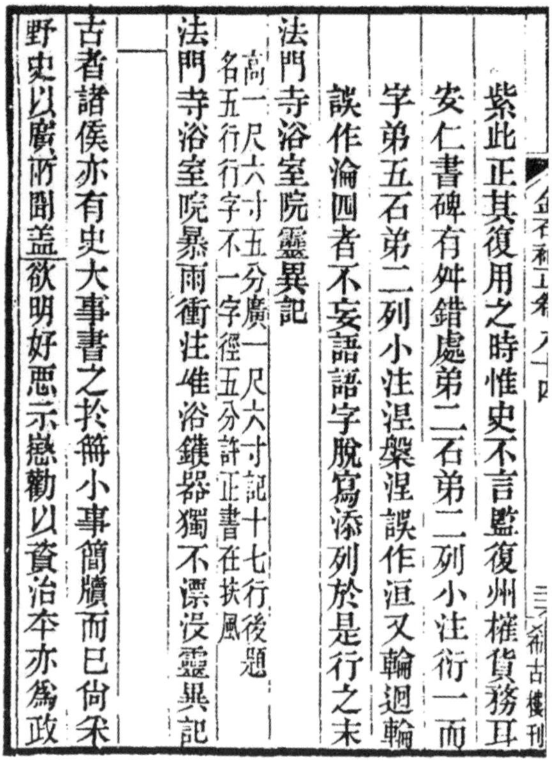
紫此正其復用之時惟史不言監復州榷貨務耳
安仁書碑有舛錯處第二石第二列小注衍一而
字弟五石弟二列小注涅槃涅誤作洹又輪迴輪
誤作淪四者不妄語諦字脫寫添列於是行之末
法門寺浴室院靈異記
高一尺六寸五分廣一尺六寸記十七行後題
名五行行字不一字徑五分許正書在扶風
法門寺浴室院暴雨衝注唯浴鑊器獨不漂浸靈異記

古者諸侯亦有史大事書之於策小事簡牘而已尚宋
野史以廣所聞蓋欲明好惡示懲勸以資治本亦為政

图 3-10　法门寺现存宋代《浴室院灵异记》石碑

在经历多次大疫之后，人们也总结出了一些防疫经验。据《晋书》记载，朝廷疫疾流行时已实行隔离制度：“旧制，朝臣家有时疫，染有三人以上者，身虽无疾，百日不得入宫。”只是有时不能彻底执行，像永和末年（约356年），由于疫病流行，朝廷官员几乎每家都有人得病，无人上朝。大臣王彪之于是说，疾疫之年，家无不染，如果大家都不入宫，朝廷就空虚了。于是他提出改变制度要求官员继续上朝，得到朝廷许可。

由于佛教传入，人们对麻风患者的态度有了改变，出现了专门救助的机构。《佛说罪业应报教化地狱经》说“癞病”（即麻风）是由于不信佛、不孝父母、伤害师长、背恩忘义等罪业所导致的。这种说法当然是牵强附会的，但佛教僧人以慈悲精神对麻风患者进行救助，值得称道。据记载，在北齐文宣帝时，佛教僧人那连提黎耶舍兴办了麻风患者收容所，“收养疠疾，男女别坊，四事供承，务令周给”（《续高僧传》）。隋唐时期也有佛教徒办的疠人坊，收容男女麻风患者，唐代智岩禅师曾往石头城疠人坊为患者说法，并为他们服务。

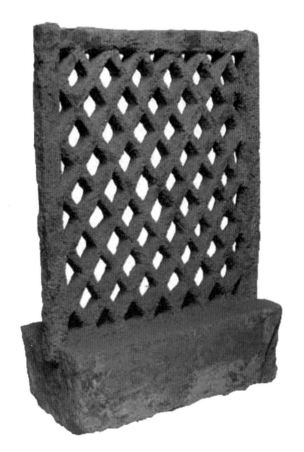

图 3-11　唐代长安下水道的铁闸门

七、唐诗中的疫病

唐代诗歌空前繁荣，其蔚为大观的艺术成就影响后世深远。诗歌反映着唐朝人的生活与情感，其中也有关于疫病的描述。

初唐文人卢照邻（图 3-12）曾患麻风，这种慢性传染病终身难以痊愈，所以卢照邻后期的诗歌充满了悲凉的格调。他写的《释疾文三歌》，描述了心理上的巨大痛苦，甚至透露了诗人准备投水的意向："岁将暮兮欢不再，时已晚兮忧来多。东郊绝此麒麟笔，西山秘此凤凰柯。死去死去今如此，生兮生兮奈汝何。岁去忧来兮东流水，地久天长兮人共死。明镜羞窥兮向十年，骏马停驱兮几千里。麟兮凤兮，自古吞恨无已……"历史记载，卢照邻曾求治于孙思邈，孙思邈鼓励他说"形体有可愈之疾，天地有可消之灾"（《旧唐书·孙思邈传》）。但卢照邻疾病缠身，加上官场不利，40 多岁就投水而死。

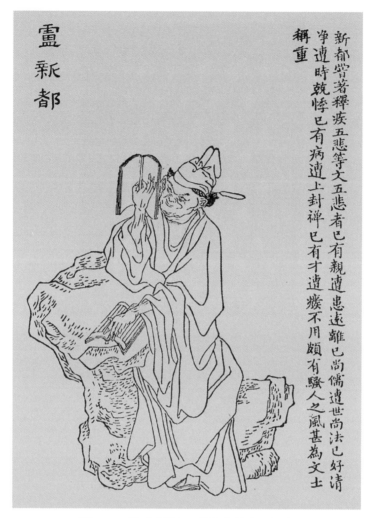

盧新都

稱重

新都嘗著釋疾五悲等文五悲者已有親遺患遠離已尚儒遺世尚法已好清淨遺時兢悸已有病遺上封禪已有才遺糜不用頗有騷人之風甚為文士

图 3-12　清《晚笑堂画传》中的卢照邻像

在唐代，由于一些难治的疾病令人困扰，因此不少人还持着鬼神致病的观点。以疟疾为例，当时很盛行"疟鬼"致病的说法。李商隐有诗说："鬼疟朝朝避，春寒夜夜添。"杜甫说："三年犹病疟，一鬼不消亡。隔日搜脂髓，增寒抱雪霜。"都描述了疟疾发作的情况，提到"鬼"的因素。韩愈创作了有名的《遣疟鬼》，形容得病后的情况："屑屑水帝魂，谢谢无馀辉。如何不肖子，尚奋疟鬼威。乘秋作寒热，翁妪所骂讥。求食欧泄间，不知臭秽非。"又描述了当时人治疗疫病的各种方法："医师加百毒，熏灌无停机。灸师施艾炷，酷若猎火围。诅师毒口牙，舌作霹雳飞。符师弄刀笔，丹墨交横挥。"为了驱除疟鬼，人们既用药物、针灸治疗，又行禳疟法、符师法等巫术。由此反映出疟疾的顽固难愈。

　　唐代诗人元稹（图 3-13）和白居易是好朋友，由于元稹得了疟疾，他与白居易的来往诗歌中经常提到这件事。元稹记载自己的症状说："病瘴年深浑秃尽，那能胜置角头巾。暗梳蓬发羞临镜，私戴莲花耻见人。"又说，"瘴色满身治不尽，疮痕刮骨洗应难。"表明他的症状有脱发、面黯等。白居易曾寄药给他，写诗说："已题一帖红消散，又封一合碧云英。凭人寄向江陵去，道路迢迢一月程。未必能治江上瘴，且图遥慰病中情。到时想得君拈得，枕上开看眼暂明。"他知道药物未必能治好瘴病（疟疾），只是姑且一表心意。

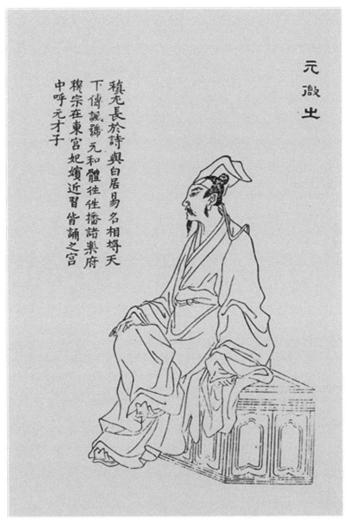

图 3-13　清《晚笑堂画传》中的元稹像

在这种情况下，民间盛行各种驱病风俗。孟郊的《弦歌行》形象地介绍了唐朝除夕傩舞去疫鬼的表演情况："驱傩击鼓吹长笛，瘦鬼染面惟齿白。暗中崒崒拽茅鞭，裸足朱裤行戚戚。相顾笑声冲庭燎，桃弧射矢时独叫。"

唐诗中也记录了一些小范围的地区性疫病，如韩愈在做阳山县令时就曾亲眼目睹了当地疫病发生后的"疠疫忽潜遘，十家无一瘳"的惨状。许棠的《讲德陈情上淮南李仆射八首》中提到"帝念淮埌疫疹频"，这是一条记录唐末淮河流域频繁发生疫病的有价值史料。杜甫在《回棹》中说"衡岳江湖大，蒸池疫疠偏"，提及水源丰富的地方多疫病，提示了水源清洁的意义。

八、葛洪防治疫病的成就

晋代著名的医药学家和道教学者葛洪，对传染病和流行病的认识具有相当高的成就。

葛洪，字稚川，号抱朴子，原籍丹阳句容（今属江苏）人。他涉猎经史百家，犹其精通道教及医药。为了防病治病，他曾汇集了上百卷的大型医书《玉函方》，由于该书不便携带，于是精选部分内容成为《肘后救卒方》，经后人增辑后名为《肘后备急方》。书中有"治霍乱卒急方""治伤寒时气温病方""治时气病起诸劳复方""治瘴气疫疠温毒方"的记载，还有关于疟、尸注、蛊、溪毒和猘犬所咬等内容，都是关于传染病和流行病的（图3-14）。

葛洪指出，传染病与一般外感非常相似，他将其区分为伤寒、时行、温疫3种。一般来说，冬天受寒叫伤寒；如果冬天气候异常温暖，到了春天就容易得疫病，这叫做时行；也有跟季节关系不大，感染"疠气"而暴发的严重流行病，叫做温疫。这三者不易区分，往往混在一起，读书人总称为伤寒，老百姓俗称时行，而道教把它们叫温病，认为是五瘟神导致。葛洪的分析使我们知道古书上复杂的疫病名称各有来由。

葛洪认为在疫病流行季节到来前，可以通过服药来避免得病，他有"老君神明白散避温疫方""辟瘟疫药干散"等预防药方，用药途径有内服、鼻吸、外敷、佩带、烧熏、悬挂等，说明当时对于预防瘟疫确实做过许多尝试。如果患上了外感病，开始时不易分清楚具体是哪种病，葛洪主张"一药兼治"，尽快服用葱白、豆豉（即葱豉汤）发汗治疗。这一方法确实适用于各种外感疾病的早期阶段。

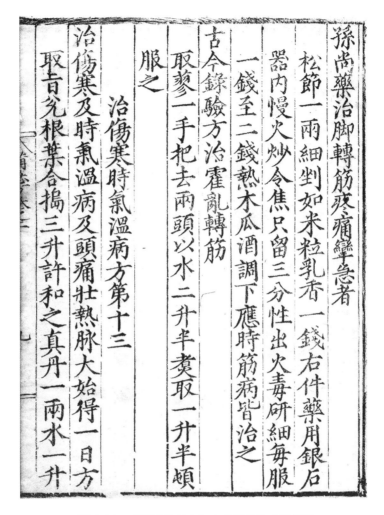

图 3-14 《肘后备急方》中关于传染病的记载

　　此外，葛洪关于传染病与流行病的很多翔实记载，在医学史上有重要价值。他最早描述了沙虱（恙螨幼虫）的形态、习性和它传播的沙虱毒（恙虫病）的典型症状，是人类第一次发现恙螨幼虫和恙虫病的记录。恙虫病流行于广东、福建、台湾等地，它是由立克次体引起发病的，主要症状有发热、皮疹等。1 500 多年后，美国医生帕姆才开始记载到这种病。

　　葛洪还最早记载"溪毒"，指出其流行区在"东间诸山县""春月皆得"，临床症状类似伤寒，"尽患疮痢。但寒热烦痛不解，便致死"。这些描述非常符合急性血吸虫病的典型症状，"春月皆得"是因为人们在春日下水种田，容易感染发作。

葛洪又是世界上最早记载天花典型症状的人。据有关资料，天花存在的最早证据是埃及法老拉美西斯五世（前1160年在世）木乃伊身上留下的麻点。但在文字记载方面以葛洪的这段记载最早："比岁有病时行，乃发疮头面及身，须臾周匝如火疮，皆戴白浆，随决随生，不即治，剧者多死。治得差后，疮斑紫黑，弥岁方灭。"这些描述很符合烈性传染病天花全身出痘、病死率高、痊愈后皮肤留下瘢痕的特征。

葛洪的一些治疗流行病的方法也给后人以很重要的启示。例如，他最早记载以狂犬脑敷狂犬病患者伤口，他说："杀所咬犬，取脑傅之，后不复发。"这在古代叫"以毒攻毒"，实际包含着免疫学治疗的原理。葛洪还最早记载了用青蒿来治疗疟疾，"青蒿一握，水二升渍，绞汁尽服之"，启发了现代药理学者从青蒿中提取出新型抗疟药青蒿素。

葛洪的一些治经验方中已经应用了大青。后来梁代著名道教学者、药学家陶弘景在药学专著《名医别录》里第一次正式收录了"大青"这味药，指出其功能是"除时行热毒"。大青根也就是板蓝根，是一味抗疫良药。

九、"药王"孙思邈与疫病

孙思邈（581～682年），京兆华原人。他从小体弱，18岁立志学医，每获良效，并精通百家。隋文帝时曾征辟其为国子博士，孙思邈托病推辞。后来又推辞过唐太宗和唐高宗的征召。唐高宗永徽三年（652年），孙思邈写成《备急千金要方》。此书计30卷，有232门，合方论5 300首。30年后又著成《千金翼方》30卷，二书合称《千金方》，是我国最早的医学百科全书。

《千金方》中论述了孙思邈对疫病的新认识，"天行瘟疫病者，即天地变化之一气也，斯盖造化必然之理，不得无之。故圣人虽有补天立极之德而不能废之"（《千金要方》卷九）。孙思邈非常客观地认为，疫病是天地自然存在的客观现象，即使人们如何努力，也是无法避免疫病的。因此，他特别注意养生防病，有句名言说："虽不能废之，而能以道御之。"意思是即使我们无法阻止疾病发生，但是可以用各种手段来控制它。

图3-15为民国瓷药瓶上的孙思邈坐虎针龙像。

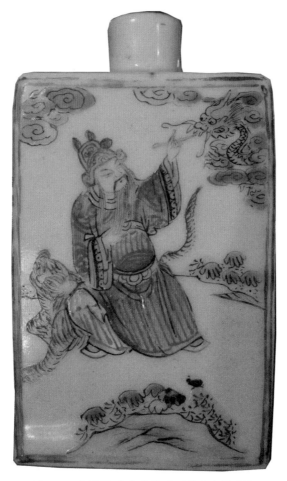

图 3-15　民国瓷药瓶上的孙思邈坐虎针龙像
注　浙江中医药博物馆藏。

　　孙思邈批评说，很多人得了瘟疫，只是归咎于命不好，又不知道如何治疗，干等着疫情过去，寄希望于能自愈，结果导致很多人枉死。其实得病就应该积极应对，及早救治，一定不能放任疾病发展，所以他说："凡始觉不佳，即须救疗，迄至于病愈。汤食竞进，折其毒势，自然而瘥，必不可令病气自在恣意攻人，拱手待毙，斯为误矣。"

　　孙思邈所说的"汤食竞进"，其中"汤"是指煎煮中药，"食"是指食养和食疗。食养相当于营养支持，孙思邈提倡多喝牛羊乳品；而食疗则是用食物来治病，这是中医的特色。中医说"药食同源"，食物的效力虽然比药弱，但应用方便。他列举的食物中，直接记载有治疗某些疫病作用的有葱、蒜、豆豉、香薷、茴香等。

当然还要注意饮食卫生，要求"凡一切菜，熟煮热食"，特别强调在患流行病后身体尚未康复时，不能生吃青菜，否则会得病。

中医所用的药物与食物，都来自于天然。孙思邈指出："天地有斯瘴疠，还以天地所生之物以防备之。"这种"一物制一物"的思想，指导着历代医药学家，在天然物种宝库中寻找防治疫病的有效药物。

在预防疫病方面，孙思邈认为疫病来势迅速，也主张制备一些成药，经常应用以防备感染。他所列举的预防瘟疫方药有33条之多，有内服的屠苏酒（图3-16），还有用于薰烧的太乙流金散、杀鬼烧药方、虎头杀鬼丸、辟温杀鬼丸等。这些方药，形式多样，共同特点是组成多为芳香之品，薰烧可以洁净驱蚊，佩涂可以提神理气等，对身体机能调节和净化居室环境有一定作用。

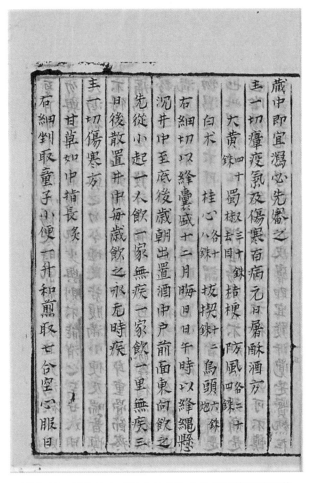

图3-16　日本抄本《千金月令》中关于屠苏酒的记载

　　孙思邈还对针灸有精深的研究，他指出平日经常灸治，可以增强抵抗力。他举例"凡入吴蜀地游官，体上常须三两处灸之，勿令疮暂瘥，则瘴疠温疟毒气不能着人也，故吴蜀多行灸法"（《千金要方》卷 29）。之所以强调吴、蜀，是因为这些地方潮湿，容易得病，用灸法预防更有必要。

　　在治疗方面，《千金方》中有许多名方，如治疗风温的葳蕤汤，治疗时行毒病的凝雪汤，治疗热入营血的犀角地黄汤，治疗热入心包的紫雪丹等，有的已成为治疫病常用名方。

　　除了高超的医见与高明的医术，孙思邈还以高尚的医德为人称颂。他的书中有名篇《大医精诚》，树立了中医的医德规范。篇中要求医生要"先发大慈恻隐之心，誓愿普救含灵之苦"，在救治患者时"不得瞻前顾后，自虑吉凶，护惜身命"。他本人躬行实践，收治被社会歧视的慢性传染病麻风患者 600 多人，"莫不一一亲自抚养"，治好了其中的十分之一。对不能治好的也认真照顾，帮助患者适应并带病延续生活。他批评卢照邻"及遇斯患，皆爱恋妻孥，系着心髓不能割舍，直望药力，未肯近求诸身"，只一味企望有灵药起死回生，不能面对疾病，并非正确的态度。

　　孙思邈的医学理论与实践都有突出成就，而且本人勤于养生，长寿至百岁，深为后人景仰。后人尊称他为"药王"。

第四章

宋金元时期

（960—1368 年）

一、防疫救助成体系

宋金元时期，政府对医药学的重视程度很高，使社会对疫病的防治能力大为增强。

以往的封建王朝虽然都有医疗机构，但主要为宫廷服务。而在宋代，一个从中央到地方的医疗卫生系统得以基本建立。这跟宋代多位皇帝主张"仁政"并且重视医学有关。例如，宋太宗赵光义一直留心收集中药验方，下令编修医药巨著《太平圣惠方》，收罗药方 16 000 多条（图 4-1）。宋徽宗赵佶亲自撰写医书《圣济经》，又组织编写巨著《圣济总录》，收罗药方达 20 000 多条。

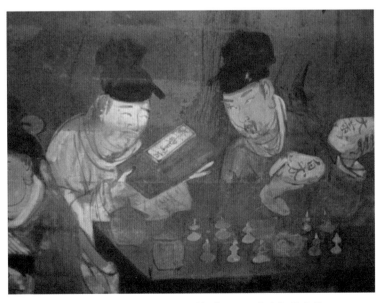

图 4-1　韩城宋墓壁画中手捧《太平圣惠方》的人物

在皇帝的直接推动下，宋代建立和完善了一系列医药管理与服务机构。在朝廷中设立了翰林医官院，负责考选医官，并分派工作。在宋徽宗时，医官人数达到 1 000 ～ 1 200 人。朝廷对他们进行考试，根据考试成绩高低，将大部分医官分派到全国各地。他们在地方上负责诊病，对接诊的人数和质量均有规定，作为任满奖惩的依据。

宋代又设立有官办成药局，如熙宁九年（1076 年）宋神宗诏令在京城设置太医局熟药所，又称修合卖药所，通称药局。熟药就是中成药，有利于人们快速应用。宋徽宗崇宁二年（1103 年），熟药所增加至 5 所，政和四年（1114 年）改称"医药惠民局"。熟药所和惠民局还要负责在政府组织的医药救济中提供药物。

有了医药专职机构，宋政府在防疫时就有了一支救疫队伍。在历次疫情中，他们发挥了作用。例如，在宋太宗淳化三年（992 年）五月，京师疫病流行，太宗下诏令太医局选良医十人，给五十万钱经费用来买药，分派到京城各个重要地区，有病者即给予治疗和发药。"听都人之言病者，给以汤药，扶病而至者，即诊视"。经过救治，加上六月天气变化，这次疫情解除。

宋仁宗天圣五年（1027 年）后，在滑州（今河南滑县）修筑堤水利的士兵和工人，屡屡发生流行病，朝廷让翰林医官院派医生到工地，分别治疗，对所有医生的诊治情况进行记录，将他们的治愈率汇报给皇帝。

宋仁宗至和元年（1054 年）正月，京师发生大疫。仁宗要求太医去治疫。太医汇报需要用犀角配药，宋仁宗即让宫中取出珍藏的 2 具犀角，打开后发现其中一具是非常名贵的通天犀。内侍李舜卿看到说，这么难得的药物，请留下来供皇帝专用。宋仁宗说："吾岂贵异物而贱百姓哉！"下令一起打碎，配药给百姓应用。

宋高宗绍兴七年（1137 年）七月，皇帝下诏说，现在建康府（今江苏南京）内外居民患病的人很多，令翰林医官院派出医官，分头看诊，所有需要应用的药物，由户部药局负责，要做好记录。如果有人因病死亡，家中贫困的，由官府给钱帮助敛葬。

宋代不仅注意派医救治，而且重视救治的质量。例如，宋哲宗元祐八年（1093 年），皇帝下诏说："我听说最近疾病流行，京城的军民难得医药，请开封府官员好好访查。如果得病的人的确很多，立即让太医局选派医人，就街市、军营各地，分区进行诊治。开封府官员负责提供药物以及每天所需要的银钱、合药，并每日支取疫病患者的食钱，从御前寄收封桩钱（宫廷储备）内支取，这件事要到患者稀少以后才能结束。"

开始，太医局派出一些"医生"去散发药物。大臣范祖禹巡视后奏称，这些

"医生"不加诊视就发药，也不管患者是什么病，老百姓根本不知道用来治什么，有的人服用后反而加重甚至死亡，"今疾疫方起，又重为药所误，实可悯伤"，请求改派出太医局的"学生"，连同官员一起去到患者家里，让"学生"认真望、闻、问、切，官员根据他们的诊断再登记发药。

原来，当时所说的"医生"，是指仅在太医局登记旁听，尚未通过入学考试的人；而太医局"学生"，则是经过正式医学考试后录入太医局的人，已具有一定医学基础再继续深造。两者医学水平大不一样。改派"学生"，就大大提高了诊疗准确率。

在南宋高宗绍兴二十六年（1156 年）六月二十一日，官员们在准备派医官散发药物时，高宗听了汇报后宣谕说，听说现在民间流行的都是热病，你们准备的热药和消风散之类，不对证反而害人，这时候应当发放小柴胡汤最合适。于是让医官张榜在大街上，让人预先知晓，这样救活了很多人。

图 4-2 为南宋石刻《平江图》（平江为今苏州）中的"惠民局""医院"。

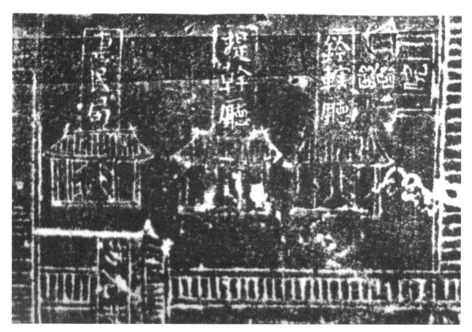

图 4-2　南宋石刻《平江图》（平江为今苏州）中的"惠民局""医院"

以上这些事例，反映出宋朝君臣对医药都相当熟识，能够较正确地指导防疫。

宋代医药防疫的进步还在于开设了多种医药救济专门机构。例如，宋哲宗元符元年（1098 年），朝廷决定对于鳏寡孤独或贫困无力生存的人员，由政府收容，给予粮食和医药。宋徽宗崇宁二年（1103 年），要求京师和全国都设置此类机构，后来取名为居养院。此后宋徽宗还下令各地设置安济坊，收容患者，根据患者轻重分室安置，以防止疾病传染，同时为安济坊提供固定经费来源。

对于病死后无人殓葬的尸骸，政府设立漏泽园来负责。宋神宗元丰二年（1079 年）下诏说，听说开封府内一些寺院里收容了不少病死者的棺木，其家人因贫困无力出葬，时间长了棺木损坏尸骸暴露于外，即下令各县，要安排不适合种田的三五顷毛地，听凭人们安葬。如果是无人认领的，由官府负责。如果百姓需要借钱的，就由官府出借。宋徽宗崇宁三年（1104 年）将这一做法确定为漏泽园制度，要求各地广泛设置，并对葬穴面积、深度提出具体要求。这在客观上有利于改善环境卫生，对防止疫病流行有积极意义。

宋代还重视监狱中的防疫。因为监狱里人员聚集，环境恶劣，极易发生疫病，"一人得疾，驯至满狱"，当时称为"狱温（瘟）"。政府要求每逢遇到疾病，要拨出经费，提供医药，并及时报告，"务令囚系得脱疫疠炎暑之酷"（《宋会要辑稿·刑法五》）。

二、战争与防疫

在历史上，多次见到瘟疫影响战争的走向。而宋代由于非常重视医药，成功地通过有效防疫，保障了一些军事行动的开展。

五代南汉时期，南方的交趾（又叫交州，今越南北部）趁乱独立。宋太宗曾派兵南征，试图收复，但是"其地炎瘴，士卒死者十二三"（《宋史》），"瘴气"又来困扰部队，战事不利。大臣田锡上书说："我们是泱泱大国，何必非要收取交州呢？那里是瘴疠之乡，我们的官兵去到都会得病，请陛下暂息南征。"结果宋军撤兵，第一次交趾之战失败了。

宋仁宗庆历年间，广西少数民族首领侬智高得罪交趾，要求宋朝支持却遭拒绝，于是起兵反宋。顺珠江一路向东，连占封州（今封开）、康州（今德庆）、端州（今肇庆），围困广州 50 余日。朝廷大为紧张，于 1052 年派枢密副使狄青（图 4-3）统师南征。狄青在出发之前，分析了形势，指出以往南方打仗，主要原因是中原士卒不服水土，容易因疾疫而死，"虽有百万之兵，亦无所施故也"。他上书皇帝，要求向当地人请教预防方法，然后做好部队后勤医疗卫生保障，"士卒每队伍中选一人专司其事，有不遵条示而自恣不检者，必加以罪。其所当备药饵器具，令有司之"。经过有条不紊的安排后，狄青选择在十二月凉爽季节，挥军南下，于归仁铺大败侬智高，攻破其都城邕州（今广西南宁），侬智高败逃大理。

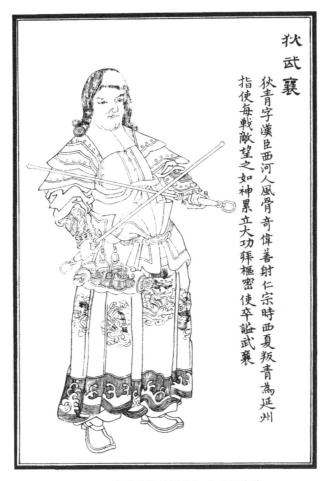

狄武襄

狄青字漢臣西河人風骨奇偉善射仁宗時西夏叛青為延州指使每戰敵望之如神累立大功拜樞密使卒諡武襄

图 4-3　清《晚笑堂画传》中的狄青像

通过这次战争，宋朝有了成功的南方作战经验。宋神宗熙宁八年（1075 年），交趾袭击北宋，攻陷钦州、廉州和邕州。这个时候绝对不能置之不理，于是宋神宗（图 4-4）派出十万大军南下，第二次反击交趾。部队"行及长沙，病死相属"，疫病又出现了。为保障战事进行，宋神宗下诏，让太医局配制治瘴病的药物 30 种，又选派懂得治瘴的医者 5 ～ 7 人，前往前线支援。前线指挥官郭逵在富良江一战大胜，交趾国王李乾德乞降。但是这时由于深入南方，瘟疫变得严重了，"中原人不习水土，加时热疫大起，于是十万大师瘴疠、腹疾，死者八九"（《铁围山丛谈》）。郭逵本想乘胜攻击，可是部下报告说："凡兵之在行者十万，夫二十余万，冒暑涉瘴，死亡过半，存者皆病瘁。"士兵及后勤已损失过半，剩下的许多也得了病，战斗力明显不足。郭逵叹惜地说，我本想深入贼巢，俘虏李乾德，但是为了十余万官兵的生命，还是算了。于是接受投降撤兵，实际上没有完成战略目标，只是收复了边境数州，取得了表面的胜利。

战后，宋朝将收复的广源州改名为顺州（今越南高平），派兵驻守。可是这个地方瘴病特别严重，据记载，派往顺州驻守的士兵，死亡无数，每次被派去的人，都知道回不来了，纷纷与亲人诀别，甚至全营号哭不绝。部队的伤兵及士气不振，最终影响了朝廷决策。1079 年，李乾德要求"归还"广源州时，宋神宗看到每年驻军 3 000 人中，病死过半，终于说，这个荒远而瘴病盛行的地方，我们占据它毫无益处，于是决定将顺州赐还交趾。

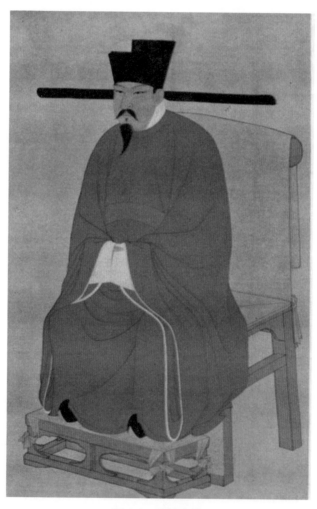

图 4-4　宋神宗像

尽管如此，宋朝的军事医药制度还是有许多有益的经验。宋仁宗时，曾公亮、丁度等人编撰的兵书《武经总要》，对军队的饮水卫生有许多要求，其中谈到"死水不流"及"夏潦涨沾，自溪塘而出，其色黑，及滞沫如沸，或赤而味咸，或浊而味涩"的水都不能喝。另一本兵书《虎钤经》也说，如果水长期停滞不流动，不是活水，"勿食，食者病"；如果水面上漂浮着狗猪尸体，这水也不能饮食；实在没河水可饮用，唯一的办法是就地挖井。南宋时，军队形成了夏季定时散药的制度。如孝宗隆兴元年（1163 年），诏令户部下令各地，要将当年发给各地官兵的暑药，趁未入伏之前运到部队，枢密院要派一名官员专门负责押送，到了都督府再派人散发药物。

元朝时，蒙古铁骑纵横天下，但在南方作战时也曾因瘟疫影响而失利。至元二十一年（1284 年），忽必烈命第九子镇南王脱欢驻鄂州，全权负责征讨安南（今越南）。安南陈朝军队正面作战失利，于是进行游击战。元军疲于奔命，雨季来临，"暑雨疫作"，兵士大量患病，脱欢无奈，只得撤军北还。至元二十四年（1287 年），脱欢再次讨伐交趾，仍无功而返。

三、文人知医助抗疫

宋代，文人以知医为时尚，他们未必达到能为人治病的水平，但在为官一方时推行医学往往不遗余力。其中最有代表性的是著名文学家苏轼，他在防疫方面有三件事经常被后人提起：设置病坊、提倡圣散子方和岭南防疫。

元祐四年（1089 年），苏轼以龙图学士出知杭州，当年就遇上饥荒和疫灾。苏轼采取了综合防疫措施，首先减价放粮，又购买医药让医生到城中为人治病。但杭州城疫情严重，苏轼说："杭，水陆之会，疫死比他处常多。"他拨出一定经费，又拿出自己的积蓄五十两黄金，购买房屋开设"病坊"，收容得病者，并招收僧人来照顾给药，救活了不少人。

苏轼这一做法，很大程度上借鉴了另一位官员赵抃（图 4-5）的经验。曾巩在《越州赵公救灾记》中记载，赵抃任越州（今浙江绍兴）知州时，熙宁八年（1075 年），当地大旱，第二年春天暴发大疫，民众死亡极多，被称作是有史未有的巨灾。赵抃在城中创设了病坊，安置那些得病而无所依靠的人，专门聘请两位僧人负责医药和饮食，如果患者死亡，则给予敛葬。所需的经费，从他自己的俸禄中拿出。很多染病的人得到救治，都感戴赵抃的恩德。

苏轼在仿效这一救疫措施时，又设计了更长远的保障制度。他想办法为病坊筹措固定经费，使它得以延续。为了激励参与服务的僧人，他出台政策说，如果他们能在三年内治愈一千人，将赐给"紫衣"。"紫衣"是朝廷赐与高僧大德之紫色袈裟或法衣，又称紫服、紫袈裟，通常不易得到。病坊在这样的制度保障下，延续了至少10年。宋徽宗崇宁二年（1103年）下诏说，根据申报，病坊僧人已达到有关要求，同意赐给紫衣，同时决定将病坊的经验推到各地，改名称为安济坊。

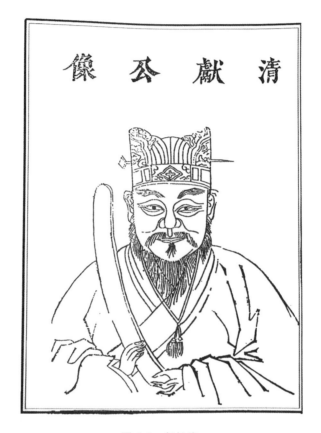

图 4-5　赵抃像

苏轼在杭州给百姓用的防疫药，名为圣散子。他平时一向留意医药，该药方是他从眉山人巢谷手中得到的，对方告诉他说："若时疫流行，平旦于大釜中煮之，不问老少良贱，各服一大盏，即时气不入其门。"他在杭州应用有效，而且经济实惠，"所用皆中下品药，略计每千钱即得千服，所济已及千人"，即一剂药大约只需一钱。他后来谪居黄州的时候，见连年瘟疫，于是再次配制此药，散发给民众，所活不可胜数。

苏轼后来把这条良方传给了医生庞安时，并传播到社会上。不过在宋徽宗宣和年间，有一次瘟疫盛行，有的人应用此药，据说无效，甚至导致许多人死亡。文人叶梦得批评说药物用错了，不要因为苏轼有名，就学他用药。其实叶梦得是苏轼政敌蔡京的门客，人们怀疑他是借机攻击苏轼。但是从医理来说，确实不能每次疫病都用同一张药方。庞安时在他的著作《伤寒总病论》中，将"圣散子"列为"时行寒疫治法"，指出只适用于寒疫，否则应使用其他药方。所以，不应怪罪苏轼。

苏轼晚年被贬岭南。他也留意当地疾病情况，一次听说广州流行疫症，立刻写信给广州官员王敏仲，介绍了自己在杭州设病院的经验，献计说，广州这个地方，人员来往众多，尤其外来者特别容易得病，这跟杭州是类似的，可以筹建一病院来应对。后来，他了解到广州水源不好，再次写信给王敏仲说："广州一城人，好饮咸苦水，春夏疾疫时，所损多矣！"建设从城中蒲涧山上接泉水，用大竹管接入到城中，便于居民取用。这也是我国最早的关于民用城市"自来水系统"的记载。

图 4-6 为宋代广州白云山连接竹管的石水笕。

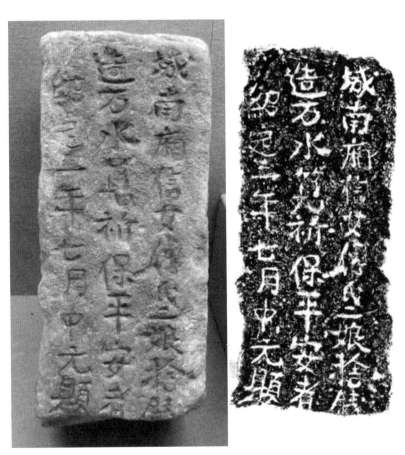

图 4-6　宋代广州白云山连接竹管的石水笕

注　由傅氏二娘捐建。

宋代文人中精通医药的非常多，他们在担任地方官员遇到疫病时，就能采取相对专业的措施，苏轼只是其中一例。

四、卫生防疫新措施

两宋金元时期，我国在环境卫生、饮食卫生、推广火葬等方面又有所进步。

环境卫生方面，北宋汴京（今河南开封）已有常规性的洒水车工作以减少灰尘。南宋临安（今浙江杭州）则有清理厕所、泔水等职业，吴自牧《梦粱录》中记载："杭城户口繁伙，街巷小民之家，多无坑厕，只用马桶，每日自有出粪人溉去，谓之'倾脚头'。"城市卫生也有专门机构负责："遇新春，街道巷陌，官府差顾淘渠人沿门通渠；道路污泥，差顾船只搬载乡落空闲处。"元大都（今北京）南北主干大街两旁有排水渠，为明渠，用石条砌成，某些地段顶部覆盖了石条，将城中的废水排出城外。

南宋官员欧阳守道对环境卫生与疾病的关系有明确的认识，他说："盖今沟渠不通，致病之一源也。"他举例说，福建三山的官员发现对沟渠疏通浚导之后，连续多年没有发生疫疾。他指出："沟渠不通，处处秽恶，家家湿润，人之血气触此，则壅气不行，病于是乎生。"可是很多人不讲卫生，大路上几乎没有洁净的地方，小巷中更是使人掩鼻。所以他告示居民，屏治荡涤，使积水流通，通过改善环境卫生来防病。

个人卫生方面，《马可波罗游记》记载元代的杭州"一些街道有冷浴澡堂，由男女服务员为您服务。这些澡堂的男女顾客从小时候起，就习惯于一年四季洗冷水浴，认为这对身体健康大有裨益"。

饮食卫生方面，宋代注意提倡饮用开水，庄绰《鸡肋编》中记载："纵细民在道路，亦必饮煎水。" 沈括在《忘怀录》中记载了井水消毒的方法。元代忽思慧《饮膳正要》注意食品卫生，指出"诸肉臭败者，不可食""猪羊疫死者，不可食"等。

宋代还有一个新流行的时尚，就是应用香药（图 4-7）。当时大量香药从国外进口，使用香料不再是贵族生活的专利，老百姓广泛用香料、香药来薰衣、焚香，有的用来配制药茶。医家们认识到"香能散疫气"，所有意识地加以运用。

有一些新的举措对防疫很有帮助，如防蚊药物成为日常用品。北宋刘延世《孙公谈圃》卷上记载有艾薰驱蚊法，储泳《祛疑》记载可以用香药驱蚊。南宋民间有从事制作和销售驱蚊药的行业，据说"合蚊药"使用了砒霜、硫磺等。

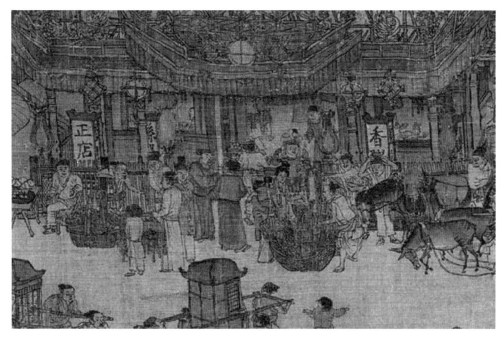

图 4-7　宋代张择端《清明上河图》中的香药铺

　　这个时期火葬得到较多的应用，尤其是没有土地的贫民，因不能安葬在漏泽园内，只得用火葬。在有的地方人们尤其注意对因瘟疫而死的尸体进行火化，洪迈《夷坚志》说："江吴之俗，指伤寒疾为疫疠，病者气才绝，即殓而寄诸四郊，不敢时刻留……至秋，将火葬。"注意到尸体可能会传染疾病。

　　在灾害赈济时，宋代官员们的组织安排也更加合理。例如，饥荒时政府施粥，往往吸引大批饥民聚集，这种情况容易导致疫病暴发。南宋乾道二年（1166）二月临安赈济饥民时，监察御史程叔达上奏说："故自古饥荒之余，必继之以疫疠。"指出过去浙西旱灾时，城中赈济送粥，大量饥民聚集，结果发生瘟疫，死者至五十余万，现在各地方注意选择到郊野地方设粥赈散，但这仍然会令民众聚集。他提出一个建议，让地方官发文通知，凡是有家室者，让他们来申报，领米之后回家，不要聚集。无家可归的人，则在病坊收容照料。应该说这种做法是相当科学的。

　　嘉业室藏本《成淳临安志》中的南宋《京城图》（图 4-8），可以看到惠民药局、施药局、慈幼局等机构的名称及位置。

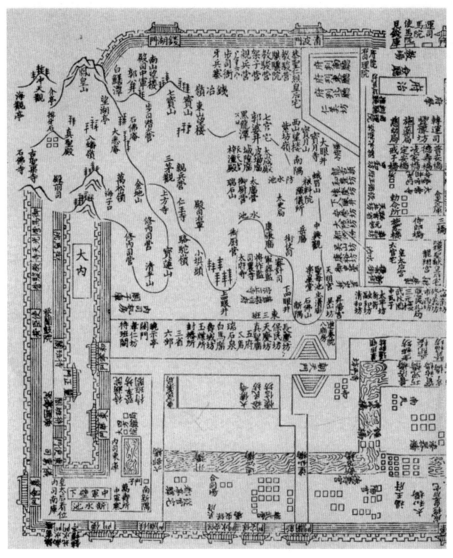

图 4-8　嘉业堂藏本《咸淳临安志》中的南宋《京城图》

五、有关防疫的伦理之争

在大多数情况下，古人患病都在家调治。如果是传染病，就涉及家居防疫的问题。在宋代，人们经过长期与疫病的斗争，已经积累了很多防疫知识。当时已经有了"传染"一词，知道疫病会以人传人，交相染易。而且人们已知道隔离可以避疫。但是，古代并没有专业的医疗机构，一旦有人染疫，只能由亲人给予照顾，这就必然置亲人于可能被传染的危险之中。避疫与亲情、伦理，显然构成了一对矛盾。

趋利避害是人的天性之一。现实生活中，有不少人会弃染疫病的家人而去，而染疫者无人照顾，惟有卧而待死。南宋是理学成熟的时期，理学家强调天理人伦，对这种情况展开了认真讨论。

南宋学者程迥对这种家人离弃患者的行为深恶痛绝，他力图淡化疫病传染的危害，写了一本《医经正本书》（图4-9），书中有《辩伤寒温病热病并无传染之理》《辩五运六气感伤名曰时气亦无传染》《辩四时不正之气谓之天行即非传染》等文章，大意是说，无论伤寒、温病、热病、时气、天行等疾病，都是六淫或四时不正之气导致，与气候变化有关，跟人无关。也就是说，照顾亲人并不会染病。他自称，所有亲人、部下、朋友、仆人得病时，全都亲自登门慰问，从来没有被传染，"考古验今，是知决无传染"（《医经正本书》）。

程迥是南宋一位德行高尚的名臣，他这样说自然不是出于奸恶之心。但是瘟疫的传染性有强有弱，他仅仅凭个人经验，就否定疾病会人传人，过于武断。他虽然以中医理论为依据，但显然对医药学术进展了解不深。实际上在隋唐时期，中医对疫病病因的认识就已有很大发展了。隋代《诸病源候论》说：

"若因岁时不和，温凉失节，人感其乖戾之气而发病者，此则多相染易。故须预服药，及为方法以防之。"

"与患注人同共居处，或看侍扶接，而注气流移，染易得上，与病者相似。"

第一条是指人们共同感受"乖戾之气"而致病，第二条指的就是人传人。文中的"注"是"输注"的意思，指从已病者传到无病者。在实践中，与患者接触导致传染的事实屡见不鲜，视而不见显然不是正确的态度。

南宋理学大儒朱熹就此发表意见说，如果不顾事实，一味说疫病不会传染，这是不合适的，而且也瞒不过民众，一旦人们感染上了疾病，就不会相信你的话了，还会躲避得更快。那应该怎么办呢？朱熹说，我们要将疾病会传染的事实告诉人们，但同时倡导人们注重恩义，不能离弃患者，"知恩义之为重而不忍避，则虽有染者，亦知吾言之无所欺，而信此理之不可违矣"（图4-10），也就是说，人们在了解真相的情况下，仍然选择照顾患者，这才是真正的恩义和德行。

当然，对于可能会染病的问题，朱熹也没有更好的办法。他只是说，接触患者不一定就会被传染，"染与不染，亦系乎人心之邪正、气体之虚实，不可一概论也"。传染与否与"气体之虚实"有关，这是正确的，即体质好的人不容易被传染；但是说与“人心之邪正”有关，就有些唯心了。宋代历史中，不乏好人得病的事例，像官员徐天锡任职于宝应（今江苏扬州），遇上饥荒，后发生大疫。徐天锡施粥救济，又请医施药为百姓治疗，家里人屡屡劝他自己要注意，不要过于接触患者，但徐天锡说，我身为县令，理所当然要深入民众，不听劝告，结果他不幸染疫而死。

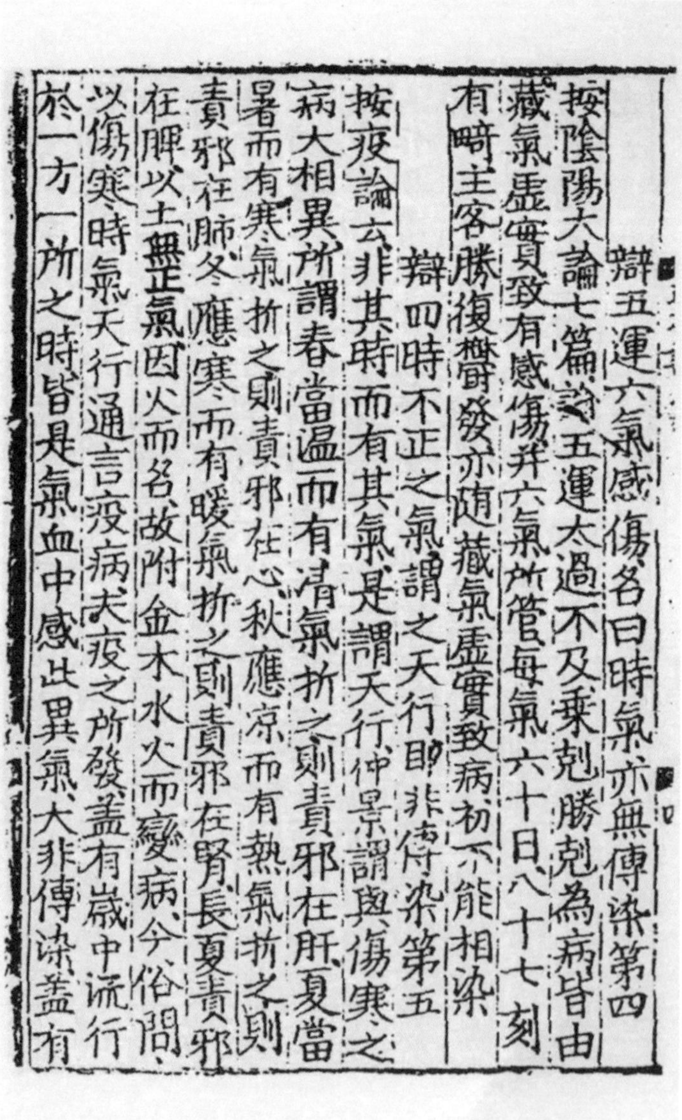

辯五運六氣感傷名曰時氣亦無傳染第四
按陰陽大論七篇論五運太過不及乘剋勝剋為病皆由
藏氣虛實致有感傷并六氣所管每氣六十日八十七刻
有時主客勝復鬱發亦隨藏氣虛實致病初不能相染
辯四時不正之氣謂之天行即非傳染第五
按疫論云非其時而有其氣是謂天行仲景謂與傷寒之
病大相異所謂春當溫而有清氣折之則責邪在肝夏當
暑而有寒氣折之則責邪在心秋應涼而有熱氣折之則
責邪在肺冬應寒而有暖氣折之則責邪在腎長夏責邪
在脾以土無正氣因火而名故附金木水火而變病今俗聞
以傷寒時氣天行通言疫病夫疫之所發蓋有歲中流行
於一方一所之時皆是氣血中感此異氣大非傳染蓋有

图 4-9 《医经正本书》中程迥关于疾病传染的议论

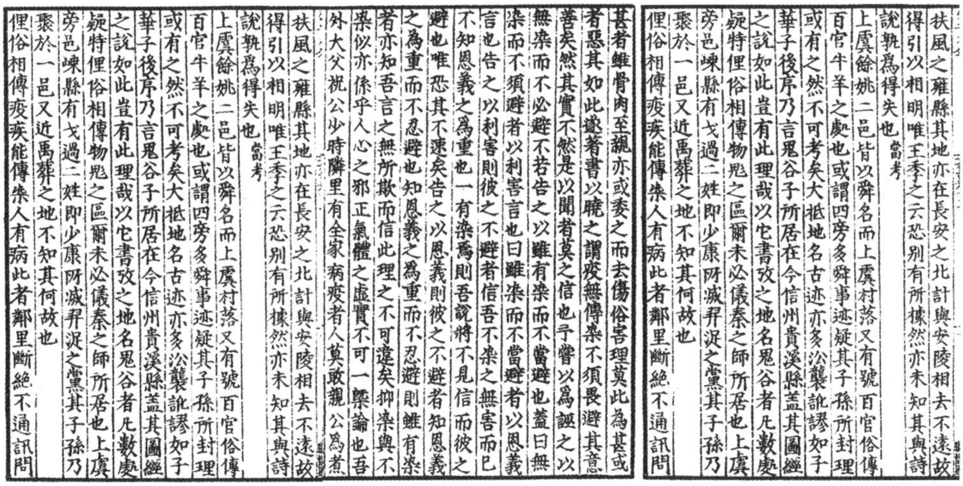
扶風之雍縣其地亦在長安之北計與安陵相去不遠故
得引以相明唯王季之云恐別有所據然亦未知其與詩
說孰爲得失也 當考
上虞餘姚二邑皆以舜名而上虞村落又有號百官俗傳
百官牛羊之處也或謂四旁多舜事迹疑其子孫所封理
或有之然不可考矣大抵地名古迹亦多沿襲訛謬如子
華子後序乃言鬼谷子所居在今信州貴溪縣蓋其圖經
之說如此豈有此理哉以宅書攷之地名鬼谷者凡數處
婉特俚俗相傳物鬼之區爾未必儀秦之師所居也上虞
旁邑嵊縣有弋過二姓即少康所滅羿浞之黨其子孫乃
聚於一邑又近禹葬之地不知其何故也
俚俗相傳瘦疾能傳染人有病此者鄰里斷絕不通訊問
甚者雖骨肉至親亦或委之而去傷俗害理莫此爲甚或
者惡其如此遂著書以曉之謂疫無傳染不須畏避其意
善矣然其實不然是以聞者莫之信也予嘗以爲誣之以
無染而不必避不若告之以雖有染而不當避也蓋曰無
染而不須避者以利害言也曰雖染而不當避者以恩義
言也告之以利害則彼之不避者信吾不染之無害而已
不知恩義之爲重也一有染焉則吾說將不見信而彼之
避也唯恐其不速矣告之以恩義則彼之不避者知恩義
之爲重而不忍避也知恩義之爲重而不忍避則雖有染
者亦知吾言之無所欺而信此理之不可違矣抑染與不
染似亦係乎人心之邪正氣體之虛實不可一槩論也吾
外大父祝公少時鄰里有全家病疫者人莫敢親公爲煮
扶風之雍縣其地亦在長安之北計與安陵相去不遠故
得引以相明唯王季之云恐別有所據然亦未知其與詩
說孰爲得失也 當考
上虞餘姚二邑皆以舜名而上虞村落又有號百官俗傳
百官牛羊之處也或謂四旁多舜事迹疑其子孫所封理
或有之然不可考矣大抵地名古迹亦多沿襲訛謬如子
華子後序乃言鬼谷子所居在今信州貴溪縣蓋其圖經
之說如此豈有此理哉以宅書攷之地名鬼谷者凡數處
婉特俚俗相傳物鬼之區爾未必儀秦之師所居也上虞
旁邑嵊縣有弋過二姓即少康所滅羿浞之黨其子孫乃
聚於一邑又近禹葬之地不知其何故也
俚俗相傳瘦疾能傳染人有病此者鄰里斷絕不通訊問

图 4-10 《晦庵先生朱文公文集》中朱熹关于疾病传染的议论

对此，另一名学者欧阳守道用简单的逻辑分析说，照顾患者的人是良善之人，却有可能得病；逃避者自然是心地不善的人，却不会得病，所以心地善恶与是否患病无关。染病的真正原因是“气接则病，气不接则不病也”（《巽斋文集》卷 4）。这一观点非常正确。可惜的是，当时人们还无法得知“气”中有不同种类的细菌、病毒，所以没有发展出隔离衣、口罩、手套等防护用具，患者的照顾者仍然要暴露在危险之中。

不过，古人仍尽可能通过改善环境来消除“疫气”，也有一定意义。例如，焚烧香药，在室中悬挂或在身上佩带香药，或者预先服用中药，可以起到一定的预防作用。再如，元代危亦林《世医得效方》说，在进入患有瘟疫者的家中时，先用大锅盛水二斗煮开二十丸苏合香丸，让香气散透，然后医生和患者都各饮一碗，医生再入内看病，就不会被传染了。还有一种办法是将雄黄研末，用水调后，以笔浓蘸，涂鼻窍中。如果患者来得突然，来不及准备，那么可以用香油涂抹鼻端，过后用以纸捻探鼻，打出喷嚏为佳。这些方法都是经验之谈。

六、五运六气学说与疫病

中医经典《黄帝内经》中的《素问》原本有 9 卷，其中有一卷散佚了。唐朝时，医学家王冰说他得到一份秘传的全本，为《素问》增添了七篇内容。这七篇基本都是关于五运六气学说的，从此这一学说逐渐引起医学界的注意。

真正使五运六气学说广泛流传的，是著名的“道君皇帝”宋徽宗。宋徽宗笃信道教，又很重视医学，他认为五运六气学说十分有价值。在组织医官编撰大型方书《圣济总录》时，他要求将五运六气的内容放在最前面（图4-11）。

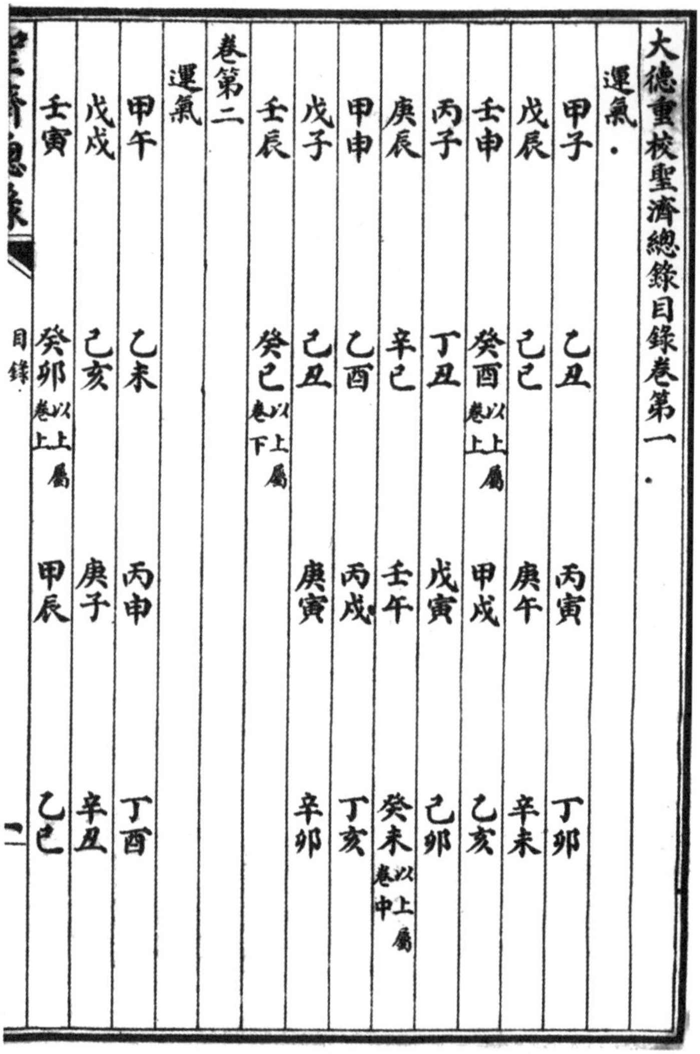

大德重校聖濟總錄目錄卷第一·

運氣·

甲子　乙丑　丙寅　丁卯
戊辰　己巳　庚午　辛未
壬申　癸酉（卷以上屬）　甲戌　乙亥
丙子　丁丑（卷以上屬）　戊寅　己卯
庚辰　辛巳　壬午　癸未（卷以上屬）
戊申　乙酉　丙戌　丁亥
戊子　己丑　庚寅　辛卯
壬辰　癸巳（卷以下屬）　庚寅　辛卯

卷第二

運氣

甲午　乙未　丙申　丁酉
戊戌　己亥　庚子　辛丑
甲午　乙未　丙申　丁酉
壬寅　癸卯（卷以上屬）　甲辰　乙巳

聖濟總錄　目錄　二

图4-11　《圣济总录》首卷目录

《圣济总录》的内容包罗了当时的所有医学知识，而"运气"被放在第一卷和第二卷。这两卷，按照中国传统干支纪年法，将一甲子六十年逐年排列，根据每年天干、地支的属性，分别叙述每一年的"运"和"气"特征，从而推测当年容易出现什么气候和疾病。例如，某一年为"癸未"年，那么这一年上半年就会"湿淫所胜"，下半年则会"寒淫于内"，分别会出现相应的症状。以后每逢"癸未"

年都一样。按照这个理论，人们就能预知每年可能出现的疾病，根据其特点准备好药物。

这种理论出来之后，很多医家觉得很有价值，南宋医家陈言在著作《三因极一病证方论》（图 4-12）中，编写了“五运时气民病证治”篇和“六气时行民病证治”篇，拟定好适用于不同年份的处方，使人们更方便应对流行病。

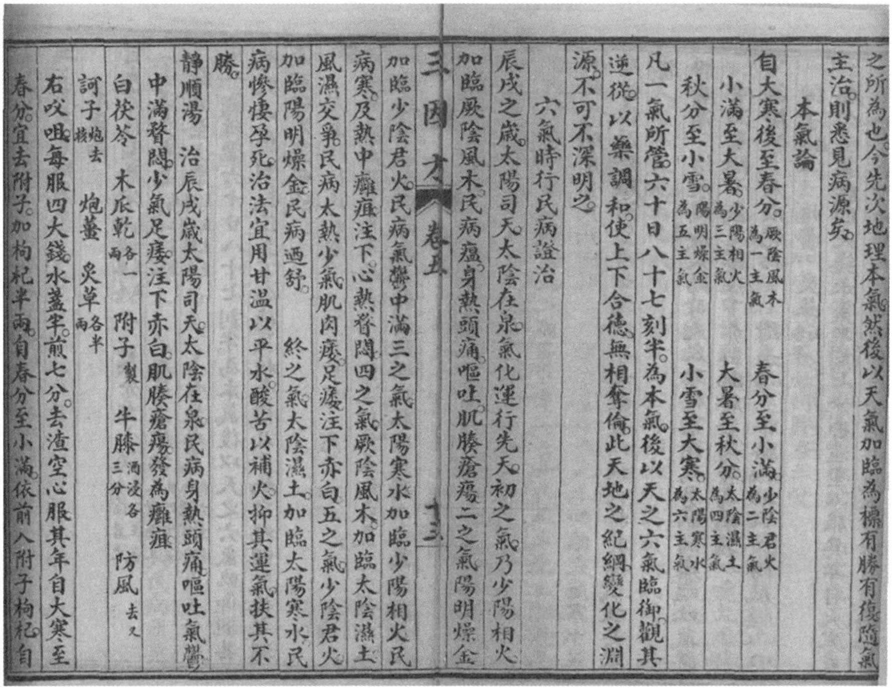
之所為也。今先次地理本氣，然後以天氣加臨為標，有勝有復，隨氣
主治，則悉見病源矣。
本氣論
自大寒後至春分，厥陰風木為一主氣；春分至小滿，少陰君火為二主氣；
小滿至大暑，少陽相火為三主氣；大暑至秋分，太陰濕土為四主氣；
秋分至小雪，陽明燥金為五主氣；小雪至大寒，太陽寒水為六主氣。
凡一氣所管六十日八十七刻半，為本氣。後以天之六氣臨御，觀其
逆從，以藥調和，使上下合德，無相奪倫，此天地之紀綱、變化之淵
源，不可不深明之。
六氣時行民病證治
辰戌之歲，太陽司天，太陰在泉，氣化運行先天。初之氣，乃少陽相火
加臨厥陰風木，民病瘟，身熱頭痛，嘔吐，肌腠瘡瘍；二之氣，陽明燥金
三因方　卷五　十三
加臨少陰君火，民病氣鬱中滿；三之氣，太陽寒水加臨少陽相火，民
病寒，及熱中，癰疽注下，心熱瞀悶；四之氣，厥陰風木加臨太陰濕土，
風濕交爭，民病大熱少氣，肌肉痿，足痿，注下赤白；五之氣，少陰君火
加臨陽明燥金，民病乃舒；終之氣，太陰濕土加臨太陽寒水，民
病慘悽孕死。治法宜用甘溫以平水，酸苦以補火，抑其運氣，扶其不
勝。
靜順湯　治辰戌歲太陽司天，太陰在泉，民病身熱頭痛，嘔吐，氣鬱
中滿，瞀悶少氣，足痿，注下赤白，肌腠瘡瘍，發為癰疽。
白茯苓　木瓜乾各一兩　附子炮　牛膝酒浸，各三分　防風去叉
訶子炮，去核　炮薑　炙草各半兩
右㕮咀，每服四大錢，水盞半，煎七分，去滓，空心服。其年自大寒至
春分，宜去附子，加枸杞半兩；自春分至小滿，依前入附子、枸杞；自

图 4-12　陈言《三因极一病证方论》中的运气方

自古以来，人类都在努力探索预测地震、旱涝、蝗灾等各种灾难的方法。但像五运六气学说这样，对疫灾提出如此明确的规律性预测结论，还是很少见的。对于其实用性，当时就有学者提出疑问。如北宋科学家沈括就说，这种预测固然有一定理论根据，但实践中不一定完全符合。南宋著名理学家程颢也说，按照这种方法，就算可预测出某个时段的气候变化，但全国那么大，不会每个地方都同一气候。疫病也是如此。

有些医学家认为，如果刻板地用五运六气学说来预测某年某月会发生瘟疫，可能不准，但如灵活地应用这一学说的原则来分析人体疾病则很有意义。例如，五运配属五行金、木、水、火、土，六气是配属阴阳（细分为三阴三阳），因此

这一套体系里包含了阴阳和五行的各种变化组合，有助于人们全面地分析各种疾病情况。南宋医学家史载之说，五运六气学说可以用来分析人体气血变动的各种情况，加深对人体生理病理的认识。金代著名医家张从正说，我用五运六气推算出来的情况，并不限定在某一固定时候发生，只要在临床中遇到，就按照原则去处理。金代医家刘完素在《素问玄机原病式》一书中，就将"五运""六气"在人体对应什么疾病都进行了列举，得到很多医家认可。这一学说使中医对人体疾病的辨证论治方法更加完善了。

当然，也有某些医家坚持认为五运六气可以预测疫病发生，他们形成中医中的一个分支。其合理性还有待研究。

七、治疫名家与名方

宋金元时期，中医药临床水平大为提高，在治疗瘟疫方面取得了许多成就。

很多医家的成就是在应对瘟疫的实践中总结形成的。例如，苏轼的医生朋友庞安时，跟苏轼一起对抗过黄州的瘟疫。他的《伤寒总病论》对传染病的特性有准确的描述："天行之病，大则流毒天下，次则一方，次则一乡，次则偏着一家，悉由气运郁发，有胜有伏，迁正退位，或有先后。"正是因为疫病发作时，整个区域内可以人人得病，病情基本一样，所以人们认为这是"气运"变化导致的。他对各种瘟疫进行了分类，分别用不同的方剂治疗。

庞安时就苏轼的圣散子方专门写了一篇文章，说圣散子是治疗寒疫的（图4-13），人们对寒性疾病习惯用《伤寒论》的治法，唯独对其他4种温病的治法忽略了，我对此很有心得，希望人们重视，并列出了10首治疗温病的方剂。这些内容丰富了中医对疫病的治法。南宁名医许叔微有一次碰到一个患者，就跟庞安时描述的一样，断定是时行疫气导致，就用了庞安时提供的柴胡地黄汤方，"三服而病已"。

到了金朝，在与蒙古军交战时，暴发了严重的"汴京大疫"。名医李杲应运而起，创立了杰出的中医新理论。

1232年，蒙古军队围攻汴京，金兵死守数月，成功迫使蒙古军退兵。但在此过程中，城中发生严重疾病。李杲在著作《内外伤辨惑论》中记载："解围之后，都人之不受病者，万无一二。既病而死者，继踵而不绝。都门十有二所，每日各门所送，多者二千，少者不下一千，似此者几三月。"关于死亡的总数，文学家元好问（图4-14）记载说："五六十日之间，为饮食劳倦所伤而殁者，将百万人，皆谓由伤寒而殁。"发生这么严重的伤亡，人们自然都归咎于瘟疫。

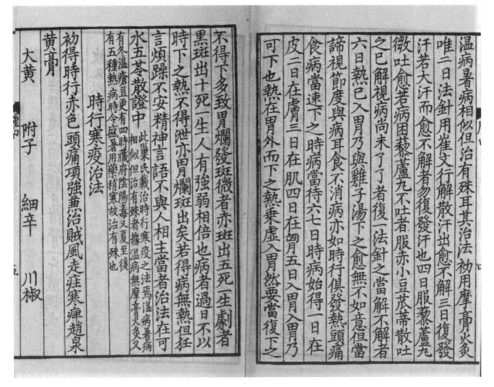

图 4-13　庞安时《伤寒论》指出圣散子方主要治寒疫

　　但是，元好问后来读了李杲的《内外伤辨惑论》一书，才知道人们的说法错了。李杲在书中质疑："此百万人岂俱感风寒外伤者耶？"他指出，当时虽然有很多人发热，但那是由于人们身处围城，条件艰苦，营养不足，身心疲劳，这种状况下的发热并不是外感引起的。由此他提出"脾胃内伤发热"的致病学说，创立了治疗脾胃气虚的一系列名方。

　　要知道，李杲本人是精通治疗疫病的。早在 1202 年一次瘟疫暴发时，有的医生用承气汤、板蓝根等治疗，患者"终莫能愈，渐至危笃"，后请李杲诊治。李杲经过细心辨别，针对这种"大头天行"病，创立了一条名方"普济消毒饮"来治疗，取得了很好的效果。这条方得到广泛传播，人们甚至将其刻在石碑上，希望永远流传下去。由此可见，李杲有着丰富治疗经验，能够合理判断疾病情况。如果确实是感受外界邪气而患疫病，当然要及时治疗，但如不是，而用了治疫病的方法，反而会有害。李杲说，他亲眼所见，有些医生将患者当成伤寒疫病，有的用发汗药，有的用泻下药，结果患者纷纷死亡。他痛心地说，这是医生用药的罪过啊，为此，他的著作特地取名叫《内外伤辨惑论》，以警醒大家。

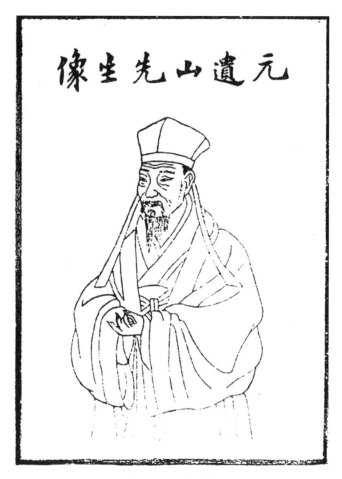

图 4-14　元好问像

　　普济消毒散（图 4-15）至今仍是常用药，尤其在兽医方面广泛用于医治疫病。

　　在今天看来，也不能排除当年汴京发生过流行性疾病的可能，但从记载来看，症状不严重，大多数患者的主要问题是身体营养状况极差。这种情况下就不能机械地应用药性过猛的药方。李杲学说的价值，在于让人们更好地把握辨证论治的原则。对于中医而言，判断是什么"病"有时不是最重要的，辨"证"准确更关键。

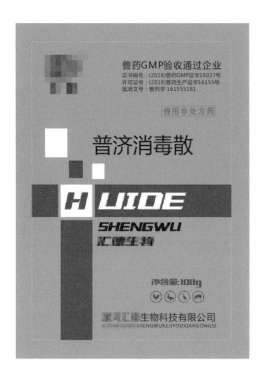

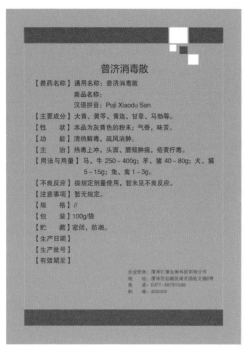

图 4-15 普济消毒散

第五章
明清时期
（1368—1911 年）

一、瘟疫的流行

史书对于明清两代的疫情记载得相当详细。在《明史》中，被称为"大疫"或记载"人死无算"的疫情不少，这里不一一列出。下面仅仅列举相关记载中死亡人数超过 1 万人的瘟疫。

永乐六年（1408 年）　正月，江西建昌、抚州、福建建宁、邵武，自去年至是月，疫死者七万八千四百余人。

永乐八年（1410 年）　邵武比岁大疫，至是年（1410 年）绝死者万二千户。

正统九年（1444 年）　冬，绍兴、宁波、台州瘟疫大作；及明年（1445 年）死者三万余人。

景泰五年（1454 年）　武昌、汉阳大疫死万余人，衡州疫死一万八千七百四十七人。

景泰七年（1456 年）　五月，桂林疫，死者二万余人。

嘉靖二十四年（1545 年）　（福建南平）是岁大疫，死者万计。

万历十四至十五年（1586～1587 年）　汴梁大旱且疫，诸门出死亦且数万。

清朝的疫情在《清史稿·灾异志》有详尽记录，但该书全部没有记载死亡人数。我们统计其中使用了"大疫"字样的就有 238 次，涉及的地区遍布全国。参考其他文献，试列举数则有具体疫情记载的清代大疫如下：

《阅世编》记载，清康熙二年（1663 年），"六月至十月终，疫疾遍地，自郡及邑，以达于乡。家至户到，一村数百家，求一家无病者不可得；一家数十人中，有一人不病者，亦为仅见；就一人则有连病几次，淹滞二、三月而始愈者。"

《履园丛话》记载，清嘉庆十年（1805 年）立夏后，"民间疫病大作，四五月尤甚。成都省城各门，每日计出棺木八百四五十具，亦有千余具者。"

《湖南通志》记载，道光二十九年（1849 年），"全省大疫，至明年四月乃止，死者无算。方疫之作也，死者或相枕藉，同善堂及各好善之家，施棺以数万计。夜行不以烛者，多触横街死人，以致倾跌。盖其时饥者元气已尽，又加以疫，人人自分必死。尝见有扶杖提筐，趑趄于道，忽焉掷筐倒地而死者；有方解裈遗矢，蹲而死者；有叩门呼气，倏焉无声而死者。人命至此，天惨地愁矣！"

与瘟疫如此严重形成对照的是，明清两朝政府在发展医药事业方面没有什么作为，甚至比宋朝还有所倒退。他们也曾在各府、州、县设立"医学"，职责是主持地方医药教育，但级别和待遇极低，以致没有人愿意担任此职，明代中期以后可以说名存实亡了。

清代设有的"医学训科"（图5-1）为县级负责医学的官员，从九品，实际上很少承担医学教育职能。

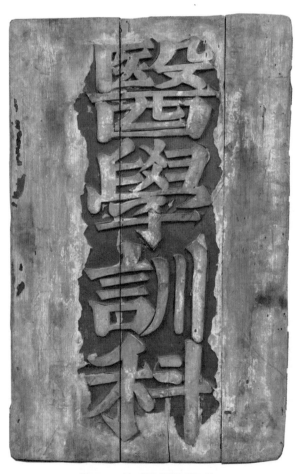

图5-1　清"医学训科"牌

目睹一波波惨重的疫情，于是不少知识分子呼吁朝廷应加强医学。明代学者吕坤在《实政录》中建议，每个县都要培训医生，并给予经费购置药材，"以救贫民无药，及天行瘟疫施舍"。但这并未被统治者接受。清代有学者痛切地说："不随乡立局，处处有医，病者焉能匍匐就医，得药而生？"然而封建社会后期贫富分化严重，权贵对民生疾苦漠不关心，以致"上下不相关，死生不相恤"（《康济录》），根本不能解决这一问题。

在疫灾发生时，朝廷所做的仍然是祝祷、修政、医药、瘗葬、赈济等那一套常规。如崇祯十四年（1641年）京师大疫，"北京甚疫，死亡昼夜相继"，皇帝所作的是召正一嗣教大真人张应京来设坛作法。到了崇祯十六年（1643年）又大疫，张真人这次更连续一月居住紫禁城作法，然而"一月而死亡不减"，无济于事。

医药救济方面，也派太医院出方制药等常规措施，主要在京城内外散施，偶尔也惠及外地。如嘉靖二十四年（1545年），京师有疫症，朝廷派医生在朝天宫施药，嘉靖听说山西也有疫症，于是派官员去救治，宣称要"均沾玄惠，以广同仁之义"。但对于全国来说，这只是杯水车薪。

在政府医政职能失位的情况下，明清社会中，社会力量在救疫中逐渐发挥出重要的作用。各地慈善性的医疗事业有较大发展。

图5-2为清代杭州塘栖姚致和堂治疗瘟疫的痧气丸，据记载经常向贫苦民众施赠。

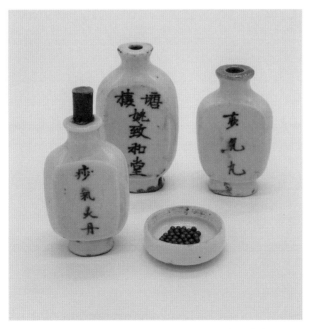

图 5-2　清代杭州塘栖姚致和堂治疗瘟疫的痧气丸

鸦片战争以后，清政府不得不向外国开放传教、办学、办医院等权利。西方列强在中国强占租界，掌握着各通商港口的海关。出于维护其在华利益的目的，晚清的外国租界引进并实行西方的公共卫生管理，且逐渐在各港口开展检疫。在其影响下，清末"新政"时设立巡警部后，也开始有了卫生科，负责卫生保健事务，但有关的工作进展极为缓慢。

二、梅毒的传入与社会认知

梅毒是一种性接触传染病，中医又叫杨梅疮、霉疮。此病是外来输入的。历史记载，梅毒是在 15 世纪末至 16 世纪初的哥伦布航海后在欧洲出现的。西方学界有"哥伦布大交换"的说法，即探险者将玉米、马铃薯和蕃茄带回西方，成为重要的粮食作物，而欧洲将马引入美洲，使大平原上的美洲原住民部落变成游牧民族。疫病也发生了"交换"，美洲的原住民对欧洲人带来的疾病没有抗体，导致人口大量减少，而梅毒则被带到欧洲，此后开始流行。

至于梅毒传入中国的途径，一般认为是 16 世纪初葡萄牙商人来到广东时传入的。明正德八年（1513 年），葡萄牙人欧维士（图 5-3）率船队在广东上川岛大澳湾登陆，1554 年明朝广东地方政府正式同意葡商在澳门居住。而从 16 世纪初开始，梅毒逐渐流行于全国。李时珍《本草纲目》（1578 年）说："杨梅疮，古方不载，亦无病者。近时起于岭表，传及四方。"另一位当时专门研究梅毒治疗的医学家陈司成也说"起自岭南之地，致使蔓延通国，流祸甚广"（《霉疮秘录》）。

陈司成在他的著作《霉疮秘录》中，对梅毒传播途径介绍非常清楚。他指出此病主要是"交媾相传"，但是也可能通过厕所等其他接触途径传播，因此预防的办法是"亲戚不同居，饮食不同器，置身静室"。梅毒还会经胎盘传播，当时有人记载，使用胎盘做成的中药紫河车也会导致感染。

在治疗方面，很多中医探索了用轻粉（主要成分是氯化亚汞）的治疗方案，也有人用砷剂来治疗，这些都有一定效果，但毒性比较大。李时珍指出："若服之过剂，及用不得法，则毒气窜入经络筋骨之间，莫之能出。"这类药的不良反应包括筋骨挛痛、痈毒疮漏等，甚至瘫痪。李时珍提倡用土茯苓来治疗，"土茯苓气平味甘而淡"，没有不良反应。不过在治疗梅毒的效果上，土茯苓没有矿物药起效快。

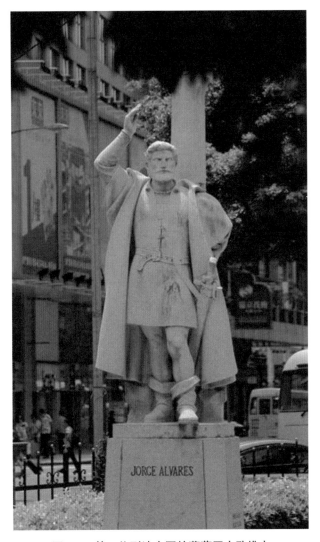

图 5-3　第一位到达中国的葡萄牙人欧维士

　　陈司成研制了一种能减轻轻粉、砷剂毒性的用药方法，他将矾石（含砷）、云母、火硝、绿矾等矿物放在一起，经过炼制升华，制成药剂取名为生生乳，用于治疗各期梅毒，据说是刻日奏效的"圣药"。这种加工相当于升华减毒，此治法要比德国埃尔利希等人于 1907 年合成的砷凡纳明（606）时间早 275 年。对于过服汞剂中毒者，陈司成也提出用土茯苓、蚤休等来救治。

　　应该说在青霉素发明之前，世界范围内都没能很好地解决梅毒的危害。明清时即使应用汞剂，也只能起到一定的效果。在清代小说《醒世姻缘传》中记载，有个诚庵和尚患有梅毒，"他却讳疾忌医，狠命要得遮盖，一顿轻粉，把疮托得回去"，说明轻粉确实能短时间令疮毒收口。然而，"不上几个月期程，杨梅风毒一齐举发……先没了眼，后没了鼻，再又没了舌，不久又没了身"。这是三期梅毒引起的溃烂，最终导致死亡。

图 5-4 为清代《医宗金鉴》中的杨梅疮图。

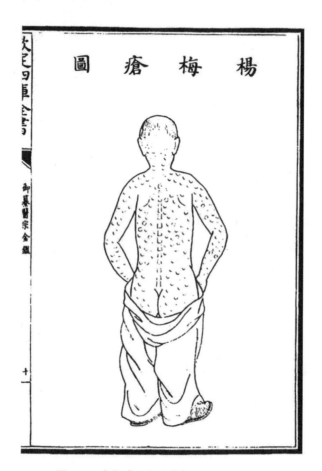

图 5-4　清代《医宗金鉴》中的杨梅疮图

三、万历崇祯大疫

明朝后期，连年发生瘟疫，对社会产生严重危害，有学者认为这甚至是明朝灭亡的重要原因之一。

万历八年（1580 年），山西"大同瘟疫大作，十室九病，传染者接踵而亡，数口之家，一染此疫，十有一二甚至阖门不起者"（万历《山西通志》）。疫情持续向河南、北京等地发展。万历十年（1582 年）四月，京师附近发生大疫，文献中称为"大头瘟症"，"死者枕藉，苦传染，虽至亲不敢问吊"。医家吴昆记载"北方病此者甚众，死者不啻数万人"（《医方考》）。万历十四至十六年，山西、河南和京师再次发生疫情。万历十五年（1587 年）在京城疫气盛行时，朝廷选派太医院医生分批到城里各地诊视给药，并有详细救济记录，"五城共医过男妇孟景云等十万九千五百九十名口，共用过药料一万四千六百十八斤八两"（《神宗实录》）。

图 5-5 为明《礼部志稿》中关于京城施药救疫的记载。

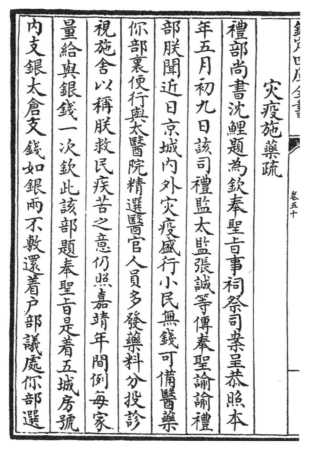

图 5-5　明《礼部志稿》中关于京城施药救疫的记载

在稍稍平息之后，万历三十八年（1610 年）瘟疫又再出现，"九月，太原府人家瘟疫大作，多生喉痹，一、二日辄死，死者无数。即治疗得生者，俱发斑疮退皮，十家而八九，十人而六七，历正、二月犹不止。晋府瘟疫尤甚。十九日夜二更，晋王以瘟疫薨"（万历《山西通志》）。

此后，华北地区每年仍有不同规模的瘟疫流行。到了崇祯时期，随着战乱频繁，瘟疫再次盛行。尤其到了明朝最末数年，北京连年大疫，以1643年疫情最为严重。《崇祯实录》记载："京师大疫，死亡日以万计。"可见其惨烈。皇帝请来张真人作法，毫无效果，"民间终夜击铜铁器声，以驱疠祟"，也没有作用。《花村谈往》中描述了几个事例：

兵科曹良直正跟客人对谈，就在举茶送客行礼之时，突然倒地死去。

宜兴人吴彦升要去温州任职，带了两个仆人，方欲登舟，一个仆人得病死了，派另一个去买棺材，很久不见回来，去看发现已死在棺木店了。

一对新婚夫妻行礼后合卺坐帐，很久没见出来，家人一看，已双双死在床之两头。

据统计，当时送出城门的死者，达二十余万。鉴于疫情严重，崇祯帝下令将监狱中情节较轻的罪犯释放，以避免在监狱出现流行。后来又召见刑部尚书张忻，问他："监狱各犯是否可以全部释放？"张忻说，瘟疫如此流行，死亡状况惨不忍见，重罪者也应该取保放出，只有犯有误国罪行的官员仍然监禁不放。

这场瘟疫的一个后果是减弱了北京守城的兵力。守城的惯例是每个城垛配士兵2人，但李自成攻北京时，守军最多仅能每垛1人。随着士兵严重减员，紧急时"每八垛仅得一人"，最后面对进攻一触即溃。

关于万历、崇祯时期的疫情，后来的研究者判断应该属于鼠疫。因为华北地区是我国鼠疫疫源地之一，而且患者的症状也比较明确。当时的医学家提到的"疙瘩瘟"，指患者全身淋巴结肿大，符合腺鼠疫表现；"瓜瓤瘟"，指患者口吐血水如西瓜瓤，符合肺鼠疫表现。当然也有些记载不像鼠疫，可能有多种传染病混合或交叉流行。

这个时期的瘟疫中，许多中医作出了抗疫的努力。明代万历时太医院医生龚廷贤在《万病回春》中说，1586年春，他在大梁（今河南开封）见瘟疫大作，老百姓纷纷染病死亡，甚至灭门。他认为这是"大头瘟"病，于是用秘方救治，其中一方叫"二圣救苦丸"，患者服一剂就出汗，一出汗病就好了，无数患者前来看病，日夜塞户填门，应接不暇，全活者不可胜数。另外，还有一张方叫"内府仙方"，使用僵蚕、蝉蜕、大黄、姜黄4味药，效果也很好。这张方到了清代，被名医杨栗山改良，取名为"升降散"，屡次在瘟疫中发挥作用。崇祯大疫期间，人们还记载，对于鼠疫，用外治法急救有时有一定效果，有个福建人在北京用此法治病，"由看膝弯后有筋肿起，紫色无救，红则速刺出血，可无患"，每天也有上万人来求诊。

民间传说瘟疫由"五瘟神"主管。图 5-6 为木刻"瘟司海会王神"，意为用王爷船将瘟神送走。

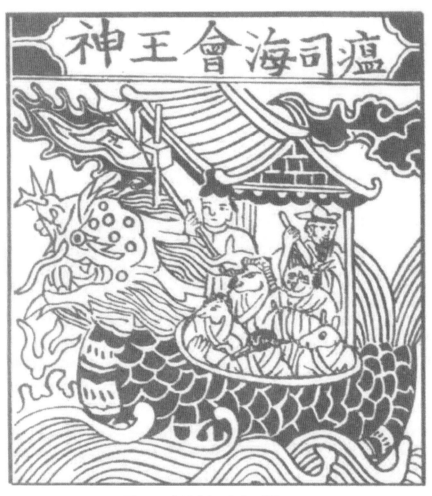

图 5-6　木刻"瘟司海会王神"图

只是对于传染病来说，多好的治法也阻止不了其传播的速度。当时人们对瘟疫还没有更好的办法。

四、人痘接种术预防天花

烈性传染病天花在明清时常流行。此病有个特点，痊愈之后就不会再犯，用现代医学来解释就是有了抗体，可以终身免疫。但此病病死率高，很多人因此死去，痊愈者全身也会留下瘢痕，形同毁容。所以天花对人类的危害性很强。

古代中医反复研究天花的病因和治法，他们提出了胎毒病因说，认为这种病跟先天体质有关。但明代学者王肯堂指出，流行时有的人得病，有的人无事，人与人之间也会互相传染，用胎毒病因说并不能解释。而另一位明代医家张景岳也发现，这种病在东北关外很少，所以他认为虽然根本原因是胎毒，但要有感染因素即"时气"才会引发。在治疗方面，许多医书将天花病情分为"顺、险、逆"三类，"顺"是指痘疹顺利发出，这种情况不用治疗，可以自愈；"险"是指出痘时伴有高热或其他不适，需要对症治疗；"逆"则是痘疹发不出来或不饱满，往往预示死亡。应用药物治疗有助于救治后两种情况。

清代《医宗金鉴》中有关于出天花时各种形态的图示（图5-7）。

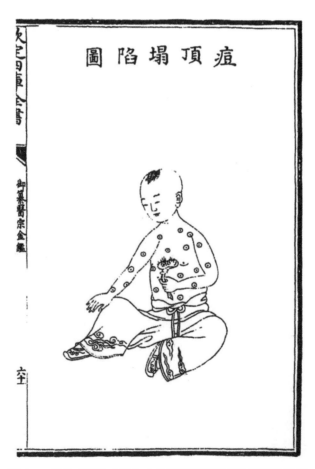

图5-7 清代《医宗金鉴》中关于出天花时各种形态的图示

天花在中原和南方严重，而在北方和关外少。后来金国在东北崛起，南下入关建立清朝后，他们最担心的就是天花流行。清朝初年，每当天花流行，为了避免传染，朝廷就在京城中建置避痘所，收容感染者，对他们实施隔离。在避痘期间，应入直的满洲大臣，若家有子女出痘者，可不入直，以免传染之虞。

清顺治皇帝福临因未曾出痘，就经常要去避痘。但是他仍然不能避过此病。顺治十八年（1661 年）正月，顺治帝感染了天花，不久之后病情加重，顺治帝感到自己不行了，急忙立下遗诏，不久之后 24 岁的顺治帝崩逝于紫禁城养心殿。

按照遗诏，康熙皇帝玄烨继位，据说选中他是因为他已经得过天花，有了免疫力。康熙自己虽然不用担心天花了，但也要为皇家子女操心。除了加强避痘措施之外，他听说了民间有人痘接种术，于是将其引入清宫。

人痘接种术的发明时间，有不同说法，一般倾向于在明代隆庆（1567～1572 年）年间。据俞茂鲲《痘科金镜赋集解》记载，当时首先在安徽宁国出现，并形成了"种花"（即种痘）的职业，将这一技术传向全国。

人痘接种的方法有痘浆法、痘痂法、痘衣法，其中痘痂法又分旱苗、水苗两种。痘浆法是将出天花小孩的痘疮浆液用棉花蘸取后放入健康儿童鼻中，在引起轻度的出痘后，就具备了免疫能力。痘痂法是改用痘痂研成末，用银管吹入鼻中，这是旱苗法；如加水调后蘸入，为水苗法。后来又有"熟苗"法，即经数代接种之后所得的痘苗，这是最安全的。

道光八年正月，江南云峰居士为推广种痘法撰写了《力劝普种痘花法》的文告（图 5-8）。

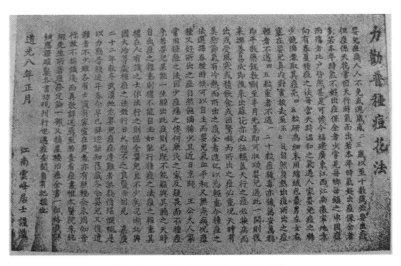

图 5-8　道光八年劝种人痘的文告

为什么种痘能预防天花呢？当时还没有免疫学知识，中医根据天花的"胎毒"成因理论进行解释，认为种痘能轻微地引发胎毒，使其平缓发出之后就不再会得天花了。这种观念有助于人们理解并接受种痘。

人痘接种术发展到清代，其理论和技术都已经相当成熟可靠。康熙十七年（1678年），湖北一位县令傅为格因种痘闻名，被召入宫为皇族子弟种痘。康熙二十年（1681年），地方官员又推荐精于种痘的朱纯嘏入宫，因其种痘效果良好，后被派赴蒙古科尔沁与鄂尔多斯等地，为亲贵治痘。康熙在《庭训格言》特地讲到种痘的好处说："国初人多畏出痘，至朕得种痘方，诸子女及尔等子女，皆以种痘得无恙。今边外四十九旗及喀尔喀诸藩，俱命种痘，凡所种皆得善愈。尝记初种时，年老人尚以为怪，朕坚意为之，遂全此千万人之生者，岂偶然耶？"

有一位种痘医生张琰著有《种痘新书》，里面说，经他手种痘的已不下八九千人，其中失败的只不过二三十人，劝大家一定要让小孩及早接种。不过种痘需要相当大的花费，当时主要在富庶的江南地区流行。

不久，人痘接种术开始向世界传播。俄国使臣目睹清宫种痘的成效后，该国最早正式派人来学习。然后，这一技术传到土耳其，不久传入英国。英国驻土耳其大使蒙塔古的夫人（图5-9），在传播人痘术方面起了关键的作用。1721年，她与英国皇家医学会的医生进行人痘接种成功，产生了巨大影响。第二年，威尔士王子的两个女儿接受了人痘接种，也获得成功。此后，人痘接种术迅速在英国上流社会中传播。当传到美国时，华盛顿让他的家庭和他统率的军队都进行了人痘接种。在亚洲，人痘术也广泛流传到朝鲜和日本。

五、霍乱的流行与治疗

清道光元年（1821年），真性霍乱传入中国引起大流行。"霍乱"一名虽然在古书中已有，但一般指普通的以上吐下泄为症状的胃肠炎。而真性霍乱则是指霍乱弧菌引起的烈性传染病。

1821年，许多地方记载出现了一种怪病，患者上吐下泻，脚筋抽搐，迅速死亡。人们认识到它"似霍乱而实异"，有的地方起名叫乌鸦翻，有的叫脚麻痧、吊脚痧或转筋霍乱，都反映了这个病先出现急迫吐泻然后手足痉挛麻木的特征症状，病情危重且进展很快。

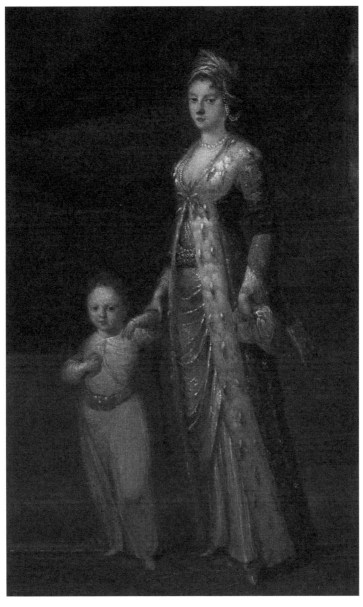

图 5-9　蒙塔古夫人

　　疾病沿着大运河由北向南传播。浙江定海人黄式三《儆居集》记载，这一年
"天降疠疾，口吐呕、腹痛、肠绞、泻痢、麻木，获此疾者十有七八死，死者速
在一二日间"。天津医家寇兰皋记载"津门痧症大作……见有一、二时而死者，
有一、二日而死者，最迟在三、五日之内。人心惶惶，各不自保……至月余后，
统计吾邑之死者已数万人矣"（《痧症传信方》）。河北医家王清任记载北京的

疫情"道光元年，岁次辛巳，瘟疫流行，病吐泻转筋者数省，京都尤甚，伤人过多"（《医林改错》）。

图 5-10 为清《痧惊合璧》中的霍乱痧图。

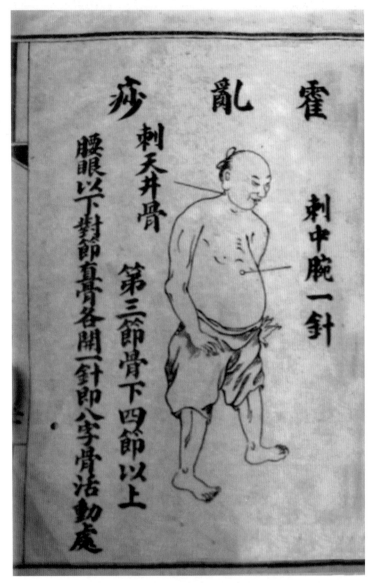

图 5-10　清《痧惊合璧》中的霍乱痧图

瘟疫惊动了朝廷，道光皇帝要求官员派出医生施药，并尽快掩埋死者尸体。又让都察院派人监督执行，命主管财政的广储司出银二千五百两，分给五城作为制药买棺之用。随着疫情发展，又下令顺天府乡试延期 1 个月举行。

道光大疫逐渐平息后，40 年后又暴发全国大流行。同治元年（1862 年）前后，以长江中下游诸省为中心的地区暴发了大规模霍乱流行。据有的资料记载，本次瘟疫是从北向南发展，北京、天津和上海等大城市均有严重的暴发。在两个月中，北京的死亡人数据说达 15 000 人。英国军队的医疗报告说，中国人病死率很高，相当长一段时间里每天都有上千人死去。

此时，清兵与太平天国剧战正酣。江苏战场上，曾国荃率军围攻天京，他的军营中也发生疫病，以致无法组织攻城。10 月 5 日，曾国藩上奏朝廷，报告减员严重的情况，请求另派大臣前来代替。同治皇帝下书抚慰说："近日秋气已深，疫病未息。宁国、金陵、徽、衢、上海、芜湖各军，皆以病疫死亡相继……将士疫病之余，岂忍重加督责？"同治皇帝知道无人可代替曾国藩，要求他坚持领军。

1862 年后，疫情仍延续了 2 年，但流行范围已缩减。这几年的死亡人数当时缺乏统计。

面对这种新的瘟疫，中医学者很快就研究出了有效治法。以亲自解剖尸体闻名的革新医家王清任，将 1821 年的霍乱叫做"瘟毒吐泻"。当时医生治疗此病，有的用热药干姜、附子，有的用凉药黄芩、黄连，他认为都有一定效果。因为初起时是热症，随即很快变得衰弱，"芩连效在初病，人壮毒胜时。姜附效在毒败，人弱气衰时"。但是他认为两者均有不足，指出这种病最重要在于解毒活血。他提出两种治法，一是用针刺放血，二是制定专门方解毒活血汤。这些方法在刚刚发作时应用效果很好。如果疾病进展太快，一旦剧泻伤及元气，成为寒症，就要用姜附回阳汤（也叫急救回阳汤）温之。他明确地说："解毒活血汤与急救回阳汤，两方界限分清，未有不应手而愈者。慎之！慎之！"

浙江医家王孟英也研究了 1862 年的瘟疫，写成名著《重订霍乱论》（图 5-11），被后人誉为"治霍乱最完备之书"。他注意到霍乱得病与环境不洁有关，因此将病因称为"臭毒"。王孟英认为霍乱以湿热为主，创立了有名的方剂蚕矢汤来治疗。当时另一位浙江医家徐子默则认为这病属寒证，在著作《吊脚痧方论》中强调必须用温经通阳来治疗。中医这种看法不一的情况并不奇怪，正如王清任所说，原因在于疾病变化太快，不同医家的看法针对不同的时期。

由于霍乱病情进展太快，中医虽有治法，但传统服药方式经常来不及救治，所以病死率很高。在 1862 年以前西医已经传入中国。当时西医对霍乱也没有特效药，但已经有静脉输液的治疗手段，能够快速补充水分，有利于救治患者。上海的西医院逐步普及输液技术,在1875年后,许多医院都能够采用盐水注射快速补充体液,有效地降低了霍乱的病死率。

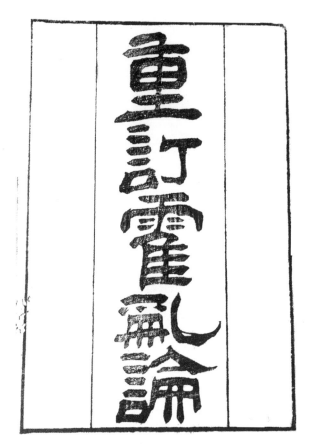

图 5-11　王孟英《重订霍乱论》书影

六、中医治疫手段的丰富

明代一些官员注意总结防疫措施,提出了有技术内涵的方案。例如,万历时陕西巡按毕懋康发刻的张司农《救荒十二议》中有一条讲到:"凶年之后,必有疠疫。疫者,万病同证之谓也。不论时日早晚,人参败毒散极效。或九味羌活汤、香苏散皆可用,但须多服,方有效验。合动官银,令医生速为买办,合厂散数十帖,以济贫民。至夏间有感者为热病,败毒散加桂苓甘露饮,神效。败毒散内,不用人参,加石膏为佳,再令时医定夺,必不误也。"

里面提到的中医处方都是金元至明代医学家的有效药方,可见防疫工作迫切需要医学研究取得新成果。

从明末开始，传统医学界对瘟疫的研究出现了更重要的突破，出现了第一本以"瘟疫"命名的专著和善于治疗瘟疫的中医温病学派。

明末医家吴有性，字又可，吴县（江苏苏州）人。在明末瘟疫连年流行的时候，他看到多数医生应用伤寒法治疗，守古法不合今病，投剂不效，于是提出不同的见解，写成名著《温疫论》（图 5-12）。书名"温疫"本应作"瘟疫"，他特意改为"温"字，目的是强调疫病多数属于温热证，不可用热药治疗。

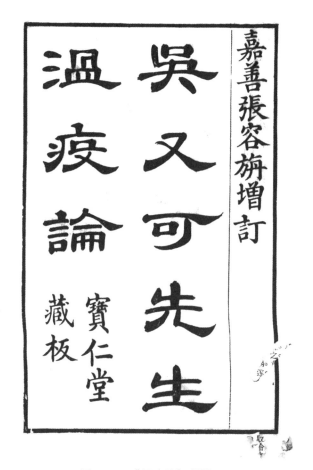

图 5-12　《温疫论》书影

吴有性《温疫论》中最重要的创见是提出了"杂气论"（又为"戾气""异气"）。他认为温疫"非风、非寒、非暑、非湿"，即不是普通外感的病因，而是特殊的"异气"，这是一种致病邪气，有不同的种类，分别导致不同的瘟疫。但是如何辨别"杂气"？

吴有性遇到了不可逾越的障碍，因为杂气"无形可求，无象可见，况无声复无臭，何能得睹得闻？人恶得而知气？"近现代科学证实，致病微生物均在人肉眼可见范围之外，没有显微镜是不可能发现的。没有先进的观测工具，吴有性也就无法找到具体的"杂气"。

但是吴有性确信"杂气"是客观存在的。他形容说："其来无时，其着无方，众人有触之者，各随其气而为诸病焉。"由此他认为，瘟疫发病与年月、季节没有必然关系，也不是用五运六气能够推定的。有的瘟疫能够传染，有的不传染，这证明"温疫"无时不在，只是轻重程度不同。他的这些认识已经很接近于微生物学知识了，不少科技史家都惊奇于吴又可的天才论述。在西方，法国科学家巴斯德要在200多年后才创立微生物学。但是巴斯德能够应用显微镜找到病菌，而吴有性则没有这样的技术手段，所以其"杂气论"只能停留在猜想中。他认为"气即是物，物即是气""夫物之可以制气者药物也"，认为一定能找到制约疫病的特效药。

但在还没有科技手段的情况下，吴有性主要还是用传统中药方剂来治疗温疫，并创造了新的名方。他分析"杂气"进入人体，主要停留在"膜原"这个地方。"膜原"在解剖什么位置呢？后人难以明了。其实他的本意并不是指一要具体器官，而是用这一理论区别于传统观点。传统认为病邪在体表，就应当发汗；在脏腑，就适合泻下。但对于有的瘟疫这两种方法都不对，为此吴有性提出病邪在"半表半里"的"膜原"这一新观点，对应地应用"透达"的新治法，创立了名方达原饮。此方治疗"温疫初起"很有效，得到后世医家的赞扬。《清史稿》也为吴有性立传，并称赞说："古无瘟疫专书，自有性书出，始有发明。"

在吴有性的影响下，加上临床实践的发展，清代中期出现了一批提倡"温病"的医家，后人将他们称为中医的温病学派。其中重要的人物有叶桂，字天士。口述，其弟子执笔著录的《温热论》，创立了卫气营血辨证体系，对发热性疾病治疗有重要价值。神犀丹的配方（图5-13）据说出自叶天士。另一位医家叫吴瑭，字鞠通，深受吴有性和叶天士的影响，著成《温病条辨》，成为温病学派的重要著作。他将叶天士的一些用药经验整理成固定处方，如银翘散、桑菊饮等，在后来的中医临床中应用广泛。另外，他还善于运用安宫牛黄丸、紫雪丹（图5-14）等成药救治热病重症。

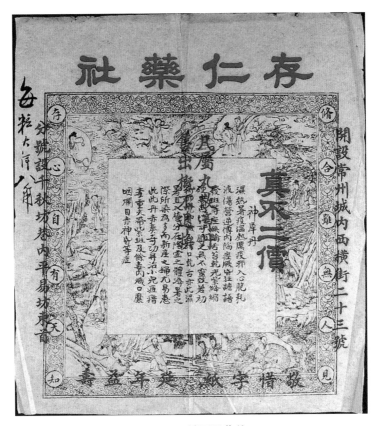

图 5-13　神犀丹药单

注　该药物的配方据说出自叶天士。

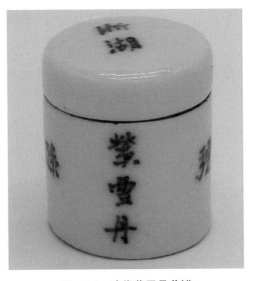

图 5-14　清代紫雪丹药罐

　　属于温病学派的还有一些以治疗瘟疫见长的名医。例如，清代刘奎（字松峰）著《松峰说疫》（图 5-15），将疫病统分为温疫、寒疫、杂疫进行论治，在理论体系方面更加全面。安徽桐城医家余霖（字师愚）著《疫疹一得》，着重研究斑疹性疫病，强调要重用石膏来治疗，所创立的清瘟败毒饮，根据病情分为大、中、小剂，主要药物石膏用量"大剂六两至八两，中剂二两至四两，小剂八钱至一两二钱"，他说经过 30 多年的验证，效果"治一得一，治十得十"。这张方也成为后世治瘟疫之名方。清代纪昀的《阅微草堂笔记》记载的："乾隆癸丑（1793 年）春夏间，京师多疫。以张景岳法治之，十死八九；以吴又可法治之，亦不甚验。有桐城一医，以重剂石膏……应手辄"指的就是余霖。

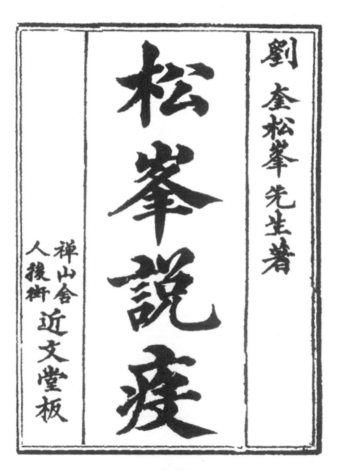

图 5-15　《松峰说疫》书影

七、西方知识的早期传入

明末清初，一些西方天主教传教士来到中国，带来了当时的西方医药学知识。其中金鸡纳与牛痘术的传入，产生了较大的影响。

清朝康熙年间，来华的西洋传教士带来了治疗疟疾的特效药金鸡纳，因为是粉状，所以又叫金鸡纳霜。这是在美洲金鸡纳树的树皮与根皮中提取的一种药物，欧洲医学界在 1655 年第一次用金鸡纳霜治疗疟疾取得成功，此后逐渐推广。

1693 年，传教士们用这种药物治好了康熙的疟疾。法国传教士洪若翰记载，康熙皇帝一直很关注欧洲的医药，听传教士说法国国王曾将金鸡纳分发给全国穷人，治愈很多疾病，于是让传教士拿来试验。康熙看到一些奄奄一息的患者，服了药第二天就脱离了危险，惊讶地将此药称为神药。这一年康熙本人得了疟疾，开始发高烧，太医不同意给他服这药粉，然而用其他药物治疗无效，于是康熙尝试服一半剂量的药物，结果当晚就退烧了。然而不久病情出现反复，可能因为剂量不够。康熙召传教士洪若翰与刘应进宫，他们为了让康熙放心，先找其他有疟疾的患者来试药。三个患者，第一个发作后吃，第二个发作当天吃，第三个发作间隙那一天吃。结果三个患者都好转了。消息上报后，有位朝臣自告奋勇来试尝，以保证其没有毒性。他们当着康熙的面将金鸡纳霜和酒一起喝下，一夜安然无事。于是康熙正式采用金鸡纳霜治疗，当天退烧后没有再发作。后来坚持服用就痊愈了。康熙非常肯定金鸡纳的作用，后来还将它赐予亲近的大臣。1708 年江宁织造局的曹寅患疟病重，康熙专门派苏州织造局李煦持此药往救。

随着中外来往的增多，金鸡纳也开始出现在中国民间。清代赵学敏《本草纲目拾遗》记载，嘉庆五年（1800 年）有朋友从广东带回此药给他看，说是得自澳门洋人，不论何种疟疾，用金鸡纳加上肉桂，一服即愈。可惜此药很少进口，国内能够用得上者极少。

图 5-16 为清宫中收藏的西洋檀香油。

清代中期，由于广东对外开放，来十三行经商的外国商人很多，促使治疗天花的新方法牛痘接种术很快回传到中国。

源于中国的人痘接种法在欧洲流传之后，1798 年英国琴纳医生发表了关于牛痘接种法的论文。他从挤牛奶的工人不容易得天花的现象中发现，借用人痘接种的技术而改用牛痘，会更安全。现代科学表明，牛天花病毒与人天花病毒有相同的抗体，但前者对人的危害性小，所以琴纳的改良很有意义。不过当时还没有制造疫苗的工艺，琴纳又借鉴了人痘接种的传播方式，将牛痘术向各国推广。

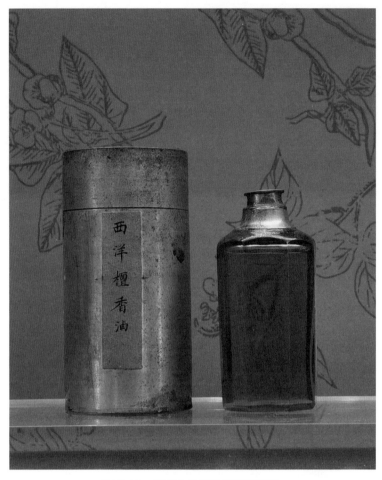

图 5-16　清宫中收藏的西洋檀香油

据记载，最早将牛痘术传到中国的人是葡萄牙人哈维特（Edward Jenner，1749～1823 年）（图 5-17）。1805 年春，他从马尼拉将痘种带到澳门。当时带痘种的方法很特别，需要带上几个小孩，一个接种成功后，再为下一个接种，以保证有人身上有痘浆，用于为其他人接种。英国东印度公司外科医生皮尔逊在澳门和广州开展了种痘工作，据说接种了数百人，都很安全有效。为了推广，他还招收了一批中国助手来帮忙，有邱熺、谭国等 4 人。但是由于当时中国人还不太相信这种技术，过一段时间没有人来接种，痘种就中断了。

1810 年，又有外国商人从南洋装载 10 个小孩，将痘种传到广州。这次广州十三行的中国行商十分重视，拨出专款，让邱熺和谭国广泛为人们接种。为了吸引人们连续不断前来，不但接种免费，如果在成功出痘后回来复查的还给钱奖励，以便于取痘浆作痘苗。这样终于将接种工作进行下去了。

当时，社会上一些人对来自外国的接痘术仍然有一些非议。邱熺为此撰写了一本《引痘略》，不但详细介绍种牛痘的方法，而且结合中医的"胎毒"论，指出种牛痘也同样是引发人体内藏的胎毒。另外，邱熺吸收了传统医学的经验，对种痘前后的一些症状用中药预防和治疗，这样更容易令中国人接受。

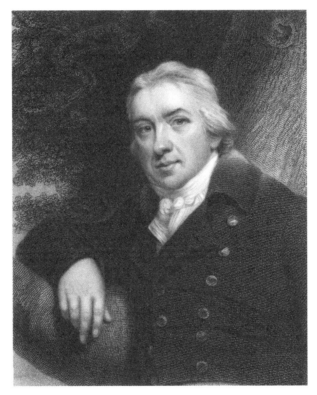

图 5-17　最早将牛痘苗带到澳门的葡萄牙人哈维特

通过邱熺等人的努力，牛痘术得到越来越多人的认可，并先后传播到北京、福建、江苏，又传到全国。

八、租界的公共卫生管理

晚清时期，西医学传入中国后，开办了各种诊所、医院与医学院校，但还未能影响清朝的卫生行政。这时在外国管治下的租界，就成为最早实施西式公共卫生管理的地方。

1845 年 11 月，英国通过《上海租地章程》取得第一个租界。此后其他列强争相效尤，在上海及其他通商口岸强划租界。列强在对各地租界的管理中，为保证其自身的安全，开始把外国的一些公共卫生制度带到了中国。1863年，上海公共租界工部局设立秽物清除股，后改称清洁部，专管马路环境卫生和处理垃圾废物。在卫生管理方面，先后颁布了一系列管理规章，涉及沟渠、建造房屋、街道清洁、挑除垃圾污秽、查视地方污秽、查视房屋污秽等。

1871年，上海工部局建立公共卫生机构，以后渐次设置隔离医院、性病医院、预防接种站等，负责界内医疗、预防和各项卫生工作。1898年上海公共租界设立卫生处，负责公共卫生事务，包括登记传染病及死亡人数、检验牛乳、冰淇淋等食品，制造预防天花的痘苗，进行预防鼠疫的注射等。

在上海租界，霍乱、天花等传染病几乎每年都有流行。租界工部局设立疫苗接种门诊，每星期开放两个下午，并且为所有接种的小孩发放355文的赏钱，使租界中天花流行减轻。上海租界还针对性病进行卫生管理。1877年，租界内建立了一所性病医院，1890年又规定凡检查有性病的妓女必须接受隔离治疗。1904年在上海租界开办了工部局防疫医院（图5-18）。

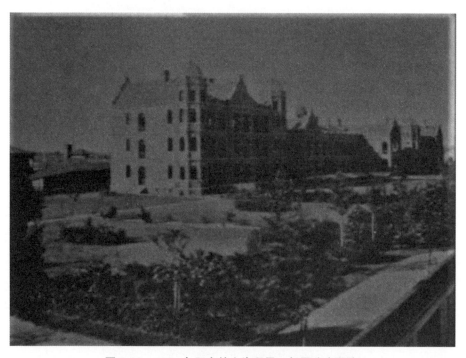

图5-18　1904年开办的上海租界工部局防疫医院

租界的公共卫生和防疫管理，对中国的城市管理有一定的示范效应。有些措施逐渐为华界所接受，并进而主动采用。

在租界公共卫生管理中，有些防疫观念与中国传统风俗不合，也经常引起争议。例如，国内一些省份的人在上海死去时，家人往往将棺柩停放在慈善机构中，等到合适时候送回故乡。上海租界当局认为，这些棺柩对租界的公共卫生构成了严重的威胁。1889 年，法租界公董局通过法国总领事，向上海道发出最后通牒，限令停放棺木的慈善团体四明公所交出产权。7 月 16 日晨，法国水兵冲入公所，强拆围墙，引发事端，直接导致市民被杀 17 人，伤 10 多人，被捕 10 余人。后来四明公所的地产虽得以保全，但按照新的要求不得掩埋新尸，不得停柩，所有旧坟陆续迁回原籍。

上海是中国最早实施国境卫生检疫的国际港口。港口检疫本来应该是中国地方当局的事务，但因为有治外法权的关系，要对各国船只和乘客实施检疫，所以一般由外国人担任的海关医官兼任海港防疫医官来办理检疫事宜。1873 年 7 月 21 日上海制定《上海港临时海港检疫章程》，这是中国卫生检疫史上最早的一个检疫法规。同时在 1873 年开办海港检疫的还有厦门，出台了《厦门口岸保护传染瘟疫章程》，对入口轮船进行检疫。其他港口也陆续建立相关制度，如汕头的潮海关于 1883 年宣布临时卫生章程，宁波的浙海关于 1894 年开始实施海港检疫，1899 年天津海关拟定了检疫章程，1911 年广州的粤海编订检疫章程，1902 年内陆的汉口也实行港口检疫。

1902 年清政府收回被八国联占领的天津后，设立了首个官办的卫生局，由北洋医学堂的屈永秋（图 5-19）主持。他主持天津一带的卫生防疫工作，有效阻止外国驻军以防疫为由侵犯主权。

晚清时，大多数港口的检疫权操纵在外籍医官手中，并且受到外国领事团的干预。著名商人郑观应曾致书南洋商务大臣，指出外国检疫医官经常苛待华人，"我华人无论上下官绅妇孺，在房舱、统舱者，皆须分班站立船面，鹄候西医上船察验。时闻有官绅致被凌辱，视同奴仆，甚至无病而强拉上岸入医院，用硫磺熏蒸其衣服者，不胜枚举"。海港检疫权的收回，到民国南京政府时期才得以落实。

九、1894 年鼠疫大流行与中西防治

1894 年为光绪甲午，我国南方暴发了影响严重的鼠疫大流行。

广东雷州半岛是我国鼠疫疫源地之一。在 19 世纪后期不断有小规模鼠疫流行。1894 年传到广州，暴发大规模疫情。《申报》连续报道广州瘟疫情况：

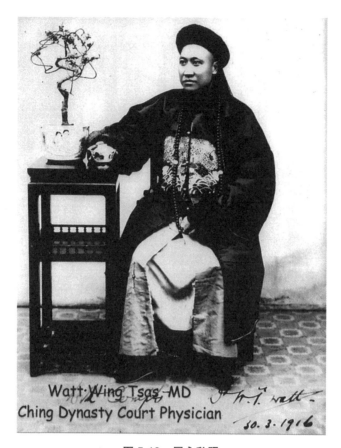

Watt Wing Tsas MD
Ching Dynasty Court Physician
30.3.1916

图 5-19 屈永秋照

省中文武大小衙门无不传染，运署最甚，南海县次之。刻下书差人役竟有迁避一空者。（1894 年 5 月 23 日）

城厢地方瘟疫大作，两月之久仍未止息，且传染之速，尤觉日甚一日。常有宴饮之际，席未终而身已亡，谈笑之余，音尚存而魂已散。疫症出于俄顷，药石无所用之。（1894 年 7 月 9 日）

有一名中医易巨荪回忆当时全城惨状说："甲午岁，吾粤疫症流行……起于 2 月，终至 6 月，凡疫疾初到，先死鼠，后及人，有一家而死数人者，有全家栗绝者，死人十万有奇。父不能顾子，兄不能顾弟，夫不能顾妻，哭泣之声，遍于闾里。"

广州有当时南方最大的西医院博济医院，但对于严重的瘟疫，西医也没有治疗方法。广州城中实际治疗瘟疫的主要力量是中医。较有名的是伤寒名家陈伯坛，用重剂中药治疗，有相当效果。后来又有高州中医罗汝兰的治疗方案传来，也发挥了作用。

高州靠近雷州半岛，每年几乎都有鼠疫发生，罗汝兰早在此次疫情大规模暴发数年前就已经摸索出了对鼠疫的治疗方案。他发现《医林改错》一书的解毒活血方很有疗效，经过验证，已经治好了一些人。光绪十九年（1893年），鼠疫又在当地流行，罗汝兰屡用此方救治危证。他的成功经验是要采取特殊的用药方式，包括日夜连追、即时连追、单剂连追、双剂连追法等，也就是一天内要连续、加倍地服药，绝非只开一剂。这些方法取得了很好效果。到1894年大流行时，罗汝兰在家乡陀村治疗了数百名族人，全部取得了效果。他的药方也被人们传到了广州。

1895年，鼠疫再度暴发，这次罗汝兰却发现原方效果不佳，他认真研究，发现此次症状更重，于是加大剂量，才取得了效果。这一年治疗将近300人，死亡了40多人，总体上效果理想。这些经验都被他写到《鼠疫汇编》（图5-20）中。其成功经验，后来在广东、福建这两个鼠疫流行区域流传甚广。光绪二十七年（1901年），广东高要黎佩兰依《鼠疫汇编》救治当地鼠疫患者，"应手而效"；福建的郑奋扬报告也取得80%左右的效果。

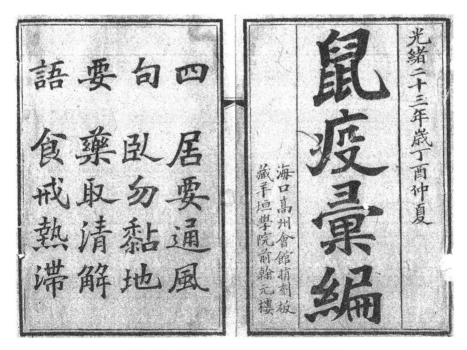

图5-20　罗汝兰著作及其总结的防疫口诀

尽管获得有效的方药，但并不能阻止疫病流行，因为对于传染病来说，医治其实不是最重要的，防止其传播更为关键。在1894年，鼠疫也传到了广州近邻的英国殖民地香港，香港殖民政府立即颁布《防疫章程》，设立隔离医院，将患者强制收容治疗。政府下令将香港上环及太平山区全区封闭，派人员到居民房间进行检疫，有问题的立即查封、清拆（图 5-21）。在有效的预防隔离措施下，最终香港死亡人数仅为 2 552 人。同时，上海、营口、天津、汕头等地海关也纷纷实行严格港口检疫，严防鼠疫传播，各地均没有或只有零散病例。

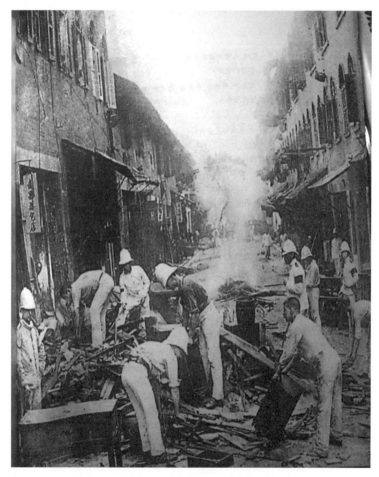

图 5-21　香港防疫人员对疫区进行查封、清拆

1894 年鼠疫暴发时，西医还不知道病因。这一年，日本科学家北里柴三郎和法国科学家耶尔森相继前来香港开展研究，各自独立地发现了鼠疫杆菌。西医虽然没有特效药，但通过隔离防疫也能有效遏制瘟疫传播，这展现了有组织卫生防疫的重要性。

十、伍连德与东三省防疫

在 1910 年 10 月至 1911 年 4 月，中国东北暴发了一场 20 世纪最严重的鼠疫大流行。在这次疫情中，中国政府第一次开展有组织的防疫，成为中国公共卫生事业的一个新起点。

东北地区盛产旱獭，这是一种可以传播鼠疫的动物。据记载，1910 年，有来自东北和山东等地的近 1 万名猎人云集于满洲里和海拉尔之间。当冬天来临他们回家时，发生了肺鼠疫。疫情从满洲里蔓延到哈尔滨，并在黑龙江省传开，据统计，到 1911 年，各省死亡人数达 10 万多人。

1910 年的东北局势非常复杂，俄国和日本分别控制东清铁路和南满铁路。疫情发生后，他们准备派军队来防疫，严重影响我国主权。而疫情的发展，也有沿铁路影响京津地区的态势。清政府的防疫工作承受了巨大压力，这时外交部交涉委员施绍基电召伍连德（图 5-22）赴京商谈。

伍连德（1879 ～ 1960 年），广东台山人，自祖父时落户马来亚，后获英国医学博士，曾被清政府委任为天津北洋陆军医学堂副监督。他到了北京，受命去东北调查瘟疫，后来得到清廷直接授权，担任了自东三省至山东整个地区的防疫负责人。伍连德在东北对患者进行检验之后，断定当时流行的是肺炎疫（肺鼠疫），必须防止人传人。清政府调配了不少士兵与警察接受伍连德指挥。伍连德划定疫区，分不同情况采取不同处理措施，并积极进行清洁工作和防疫宣传。由于哈尔滨病死者很多，尸体来不及掩埋，伍连德要求将尸体火化。由于此事有违传统，他先向朝廷报告，获得批准后，在 1911 年正月将 2 000 多具尸体进行了集中火化。通过这样的处理，疫情终于平息下来。

伍连德的防疫工作，获得国际赞誉，回京后被摄政王载沣召见，并接受蓝翎徽衔，赐进士出身。他还获得俄国政府颁赠的二等勋章，法国政府亦予嘉奖。

1911 年 4 月 3 日至 4 月 28 日，清政府外务部、东三省防疫事务所在奉天府（今辽宁沈阳）隆重召开了有中、美、英、俄、法、日等 11 个国家参加的万国鼠疫研究会（图 5-23）。此次盛会是近代医学史上首次由中国政府主办的国际学术会议。伍连德出任会议主席，来自美国、澳大利亚、法国、德国、意大利、俄国、日本和中国的学者出席会议，其中北里柴三郎发现了鼠疫杆菌。会议总结了此次东三省疫情，交流了对肺鼠疫的研究成果，讨论了防疫措施，形成 45 项决议，并通告各国。

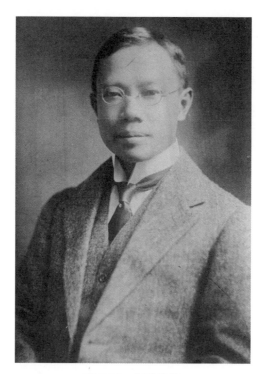

图 5-22　伍连德像

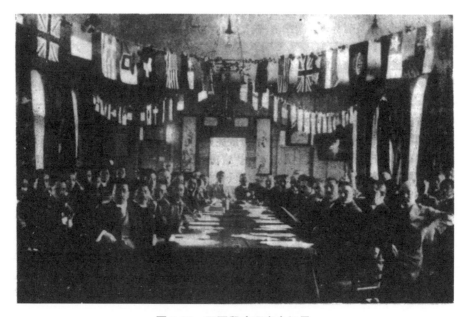

图 5-23　万国鼠疫研究会场景

第六章
中华民国时期
（1912—1949 年）

一、卫生防疫体系的初建

辛亥革命成功后，孙中山先生于 1912 年元旦在南京成立临时中央政府，中华民国正式成立。但不久之后，袁世凯成为中华民国临时大总统，将临时政府迁往北京，开始了北洋政府时期。

北洋政府的行政机构中，在内务部下设有卫生司，掌管传染病、地方病和公众卫生事务。此外，还有两个专职防疫机构。一个是伍连德主持的东三省防疫事务总管理处，在东北开展对鼠疫等传染病的调查研究与防治，也积极参与其他地方的防疫工作。另一个是中央防疫处（图 6-1），直属内务部卫生司，并由司长兼任处长。中央防疫处的防疫工作以京津一带为主，同时生产各类生物制品，如抗脑膜炎血清、抗链球菌血清、白喉抗毒素、霍乱疫苗、伤寒疫苗、牛痘疫苗等。该处于 1919 年制成牛痘苗，是国内首次自制牛痘苗，而且价格远比外国所产者便宜，这对于推广牛痘、预防天花有重要作用。

1928 年，南京国民政府成立，在行政院中设立卫生部（后改卫生署），下设防疫司，负责防疫事务。卫生部接管了北平的中央防疫处，又在上海成立中央卫生实验所，负责血清疫苗的鉴定、制造以及其他细菌检查事项。

1931 年，在国际联盟的协助下，全国经济委员会在南京成立了中央卫生设施实验处，后改卫生实验处。该处开展了疟疾、血吸虫病、黑热病、鼠疫等重要传染病和寄生虫病的调查与防治，建立了若干市、县的防疫机构，推动了我国公共卫生事业的发展。

在这一时期，很多城市开始建设自来水、排污管和公共厕所等卫生设施，并实行卫生行政，推行预防接种，有的地方还开展群众性的卫生运动。城市和农村都有一些较成功的卫生改进试验，如协和医学院的兰安生创办了北平第一卫生事务所，开展城市社区卫生试验取得了成效；上海医学院的梅贻琳等创办吴淞卫生公所，建成吴淞卫生模范区；教育家陶行知主持南京的晓庄卫生试验，使晓庄成为乡村卫生模范区；教育家晏阳初主持河北定县实验区的卫生实验，支持公共卫生专家陈志潜建立了卫生保健网络，成为有名的"定县模式"；梁漱溟主持山东邹平乡村建设实验区，成立乡村建设研究院医院。在这些实验区内，天花和霍乱已基本绝迹，其他传染病也没有发生过暴发性流行，表明现代公共卫生建设可以从根本上改善传染病广泛流行的状况。

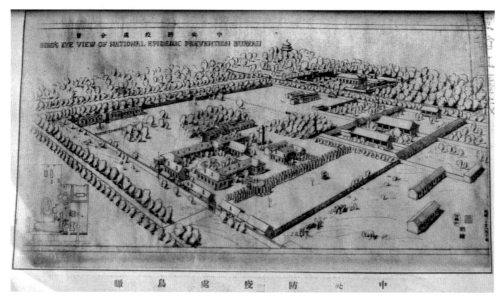

图 6-1　中央卫生防疫处

民国前期，中国各海港的检疫主权仍然操纵在海关外国医官手中，中国商民十分不便。1926 年，广州市卫生局成立广州市海港检疫所，率先收回检疫权。南京国民政府成立后，在国际联盟的支持下，达成由中国政府独立设置海港检疫机关的协议。1930 年 5 月，政府下令伍连德筹备接收全国海港检疫事务，至 1932 年全部收回。全国海港检疫管理处于 1930 年 7 月 1 日，伍连德任处长，组织开展检疫事务（图 6-2）。

1937 年全面抗战爆发后，国民政府调整行政机构，卫生署改隶内政部，西迁重庆；中央卫生实验处列入卫生署成为附属机构，迁至贵阳；中央卫生防疫处内迁至长沙。他们为战时防疫工作做了许多努力。

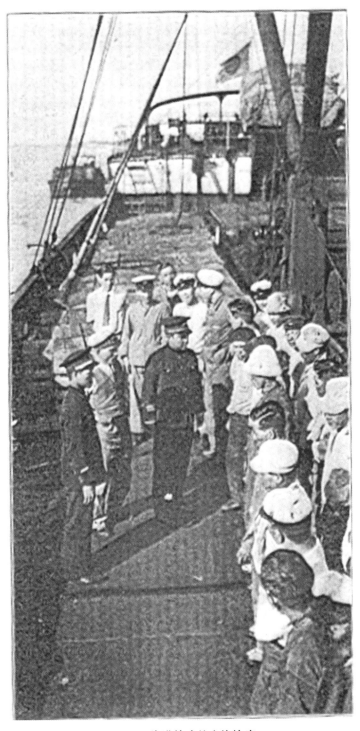

图 6-2　海港检疫处实施检疫

　　为了支持中国抗战，1937 年，国际联盟设立国际来华防疫团，分 3 个大队来中国协助战时防疫。1938 年 3 月，行政院公布了《各省防疫委员会组织通则》，要求各省在遇到疫情时，应设立临时组织防疫委员会。卫生署成立医疗防疫队，建立了大队、中队、防疫医院、卫生材料站、细菌检验队和卫生工程队的组织系统，分驻全国各地。军政部也配备有防疫队，按战区配置。为了有效掌握卫生署、军政部以及红十字会的医防队伍活动情况，1940 年，卫生署在重庆召开全国防疫会议，决议成立战时防疫联合办事处。战时防疫联合办事处编印《疫情旬报》，并组织各地防疫力量从事防疫，形成了一个战时防疫情报网。

　　图 6-3 为《战时民众》杂志上的木刻宣传画"赶快打防疫针"。

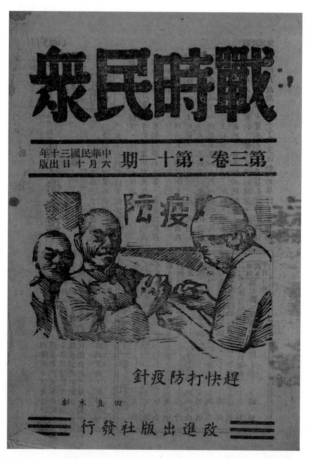

图 6-3　《战时民众》杂志上的木刻宣传画"赶快打防疫针"

　　抗战胜利后，中国政府利用联合国救济物资，发展卫生试验所和血清疫苗厂，并装备两支医疗防疫大队，第一区医防大队设于广州，第二区医防大队设于济南。

后又增设第三医防大队，分布于东北。

在传染病预防法规建设方面，1916 年，北洋政府公布了我国第一个传染病防治法规《传染病预防条例》，规定了 8 种法定传染病，分别是虎列剌（霍乱）、赤痢（痢疾）、肠窒扶斯（肠伤寒）、天然痘（天花）、发疹窒扶斯（斑疹伤寒）、腥红热（猩红热）、实扶的里（白喉）和百斯脱（鼠疫）。南京国民政府时期，1930 年，卫生部公布了新的《传染病预防条例》，新增加了流行性脑脊髓膜炎为法定传染病。1944 年 12 月 6 日，国民政府卫生署公布新修订的《传染病预防条例》，增加了回归热作为法定传染病，另外将"赤痢"改为"杆菌性及阿米巴性痢疾"。

民国时期，我国初步建成了现代式的卫生防疫体系，在不少城市开展了疫情统计、卫生检验和预防接种等工作。但是人员和设备有限，覆盖面不广。

二、鼠疫的流行与防治

民国时期，中国仍有多次鼠疫大流行，其中影响较大的是 1917 ～ 1918 年的绥远、山西鼠疫大流行， 1920 ～ 1921 年和 1947 年的两次东北鼠疫大流行，1931 年的陕西、山西的鼠疫大流行。

1917 年 8 月，在绥远的一所天主教堂发生鼠疫，死亡 70 余人。群众恐慌逃散，使得疫情向东南传播，于 9 月下旬传入包头，10 月上旬传入土默特旗、归化（今呼和浩特），进而由丰镇、大同沿京绥等铁路传播，另一路则由伊克昭盟传到邻省山西。疫情以绥远、山西为中心，波及直隶、山东、安徽和江苏等地，死亡共计 16 000 多人。

疫情蔓延到有沿铁路威逼北京之势时，北洋政府才开始着手开展防疫。1918 年 1 月成立防疫委员会，会长由江朝宗担任，内务部卫生司司长刘道仁为防疫委员会事务主任，采取划定疫区，实施交通检疫等办法，严防鼠疫扩散。此时，防疫专家伍连德奉令到达察哈尔的丰镇进行调查疫情。他要求部队在丰镇附近设卡检查，发现可疑者即由士兵押送至丰镇详细检查。不过，由于押送的军人害怕被传染，鼓动当地官民说患者送到丰镇会引起传播。恰在此期间，丰镇开始出现疫情，一批群众迁怒于防疫人员，闯入作为高级医务人员寓所的铁路货车车厢，并将其焚毁。此事件中幸无人员伤亡。但伍连德不得不请辞，改由何守仁接手在丰镇主持防疫工作。何守仁在准备将 3 名因鼠疫致死的士兵尸体进行火化时，遭到部队连长拒绝，结果在停尸期间，又出现了 5 名新发病例，加上仍有归化等地入境的旅客患病，使瘟疫在丰镇传播开来，疫死者很快达到 60 人。在疫情面前，何守仁与地方各界人士会商，终于得到大多数人赞成，将 22 具死者尸体火化。在传统观念深厚的当地，能做到这一点实属不易。

绥远是最早发生疫情的地区，由曾参与过哈尔滨防疫的全绍清为第一区检疫委员，主持防疫。他到达疫区时，发现死亡人数已有一千数百人。但参与防疫的警察太少，有的警察缺乏防疫知识，甚至帮助患者家属逃避隔离。全绍清等人做了大量工作，也实行了尸体火化等措施。

山西方面，省长阎锡山在太原成立山西防疫总局（图6-4），制定防疫章程。全省划定了4道防线，各县相应成立防疫局，各条防疫线依次设检疫站、所，隔绝交通，严格检查。

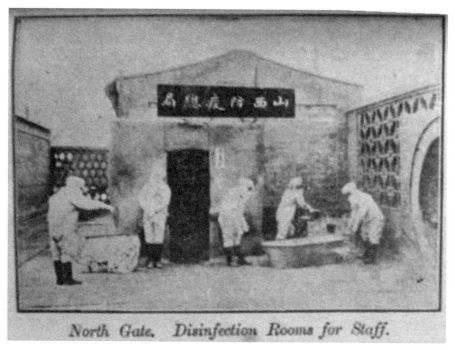

图6-4　山西防疫总局照片

经过多方努力，此次疫情得到控制。事后总结在防疫中出现的问题时，有官员感叹"内地防疫，商民时有误会，辄生抵牾"。阎锡山也说："东三省前有火庐焚尸之事，绩见深惧，闻者益疑。惜财之心甚于惜命，防检愈形棘手。"通过防疫工作，也逐步促进民众提高认识。

1920～1921年，东北再次发生鼠疫大流行，史称"第二次满洲瘟疫"。疫情初发于1920年7月，在海拉尔捕猎旱獭的人群中流行。当时正值苏联国内革命战争结束，由外贝加尔逃入中国的沙俄白军不少。1920年10月，有俄国士兵家人染疫死亡，后来蔓延开来，沿铁路传播到满洲里、齐齐哈尔、哈尔滨、长春等地，一直到次年9月才结束，共死亡8 000多人。当时扎赉诺尔煤矿区6 000多名工人聚集，疫情集中暴发，伍连德于1921年2月亲自赶至此地防疫，将所有尸体全部火化，劝导矿工移居户外。最后该区死亡1 017人。而在满洲里，俄方无力进行防疫，完全依赖中方的防疫事务所，最后有334名俄国人死去。哈尔滨则在伍连德主持下成立了国际委员会，共同防疫，后来死亡3 125人。

1931年山西、陕西发生鼠疫大流行。在1931年春夏之交，陕北横山、安定两县流行鼠疫，逐渐蔓延开来，波及山西。西北地区经济落后，严重影响了防疫工作。最后疫死者，据《中华医学杂志》报告最少有2万人。此次疫情促使陕西加强防疫建设，1932年陕西省国民政府主席杨虎城成立陕西防疫处。

在日本占据期间，东三省也曾发生鼠疫流行。日军漠视中国百姓的生命和权利，在防疫中不惜采取烧光政策。如1941年1月，吉林省发生鼠疫，日本关东军总司令梅津美治郎当即下令东三省实施紧急戒严，派部队封锁交通，并下达了必要时就地火烧鼠疫传染源的命令。1941年2月25日，日军防疫队在辽源县小六家子发现肺鼠疫感染者6人，日军架起了机关枪，截断了通往村外的小路，在天亮时分开始挨家逐户放火，许多村民葬身火海；有欲逃跑的，也被机枪射杀，这就是"小六家子惨案"。

1947年，东北发生第三次鼠疫大流行。1946年日本投降，苏联军队撤出后，此时已有鼠疫发生，但国民党军队忙于内战，无暇防疫。1947年7月，通辽县发生鼠疫，蔓延很快，3个多月时间通辽城区死亡4 300人，88户全部死亡。当地居民对鼠疫缺乏认识，有个屯子决定演唱3天皮影戏以送瘟神，结果看戏人群聚集增加了传染机会，患者骤增，看戏的人有一半死亡。这时通辽已成为解放区，但人民政府防疫物品和药物奇缺。中共中央东北局及时派出180人防疫队来到通辽，苏联防疫队也来参与防疫。由于其他地区相继出现疫情，9月，东北行政委员会成立东北防疫委员会，并发出防疫通令，向各地派出防疫队，开展隔离患者、检验消毒、灭鼠灭蚤、封锁交通、尸体掩埋等工作。这时已经有了鼠疫疫苗，苏联防疫队还带来了效果更强的活菌疫苗，为许多居民进行了预防注射。在治疗方面，已能应用磺胺类和链霉素等抗菌药。最终1947年疫情被及时控制，保障了解放战争的顺利进行。

1948年，东北电影制片厂（后改名为长春电影制片厂）拍摄了第一部科教片《预防鼠疫》（图6-5），反映了当时防疫的真实情景。

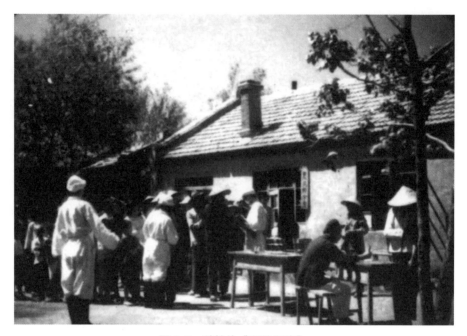

图 6-5 科教片《预防鼠疫》

注 1948 年，东北电影制片厂（后改名为长春电影制片厂）拍摄。

三、霍乱的流行与防治

民国时期，霍乱危害也非常严重。有几次重大疫情被历史铭记，如 1932 年和 1945 年的全国霍乱大流行，以及 1942 年的云南霍乱大流行。

1931 年 7 月，长江流域降雨量超过常年同期 1 倍以上，致使江湖河水盈满。1931 年 8 月，长江发生大洪水（图 6-6）。沿江堤防多处溃决，洪灾遍及四川、湖北、湖南、江西、安徽、江苏、河南等省，中下游淹没农田 5 000 多万亩，淹死 14.5 万人。南京、武汉两大城市均被水淹，武汉市区大部分水深数尺至丈余，整个江汉平原一片汪洋，洪水浸泡达 3 个月之久。

如此严重的灾情，必然要严防传染病的流行（图 6-7）。1931 年，国民政府设立了扬子江水灾救济委员会，会内设有卫生防疫组。当年并没有发生大疫情，但 1932 年 4 月开始，霍乱在全国各地暴发流行。上海在 4 月 26 日首先发现 1 例真性霍乱，此后逐日增加，并在其他地区蔓延开来，一发不可收拾。疫情波及灾区之外的许多地方，其中以西北地区尤其严重，1932 年夏秋，关中和陕北大部地区先出现霍乱流行，然后由潼关向西北迅速蔓延全省，有报道说陕西一省死亡人数高达十三四万之巨。

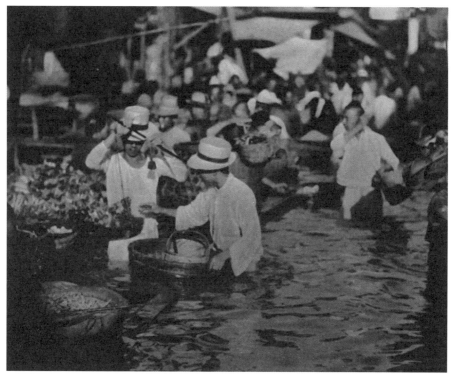

图 6-6　1931 年汉口水灾

　　由于疫情暴发，原预定于 1932 年 6 月底结束的救济水灾委员会各工赈区巡回医队，不得不延长任务，承担防治霍乱的工作。他们开展卫生清洁防疫宣传，预防霍乱注射，实施统计与隔离，进行饮水消毒工作，还派人赴陕西指导防疫。但因人力资源极其有限，广大农村灾区根本无法顾及，所以霍乱的蔓延极其严重。《中华医学杂志》中痛心地说："南至广东，北迄北满之三姓；东自福州，西至陕西之固原，处处有僵尸之痛，沿村有号泣之哀，诚我国近三十年未有之大流行也！"

　　1942 年云南发生霍乱大流行。当年日军侵占缅甸，进而占领云南德宏州及腾冲等地，国民党军队后撤，同时有大量缅甸华侨沿滇缅公路逃难至昆明。遂将缅甸流行的霍乱传入昆明，后来传至全省各县。云南保山在 1942 年 5 月 4 日遭到日军轰炸后，首先出现霍乱大流行，《保山市志》中记载："日机轰炸保山城，死伤 1 万余人，死尸无人殓埋，尸体腐烂，臭气熏天，酿成时疫，流为巨灾。……据不完全统计，此次霍乱大流行，死亡 6 万众人。"

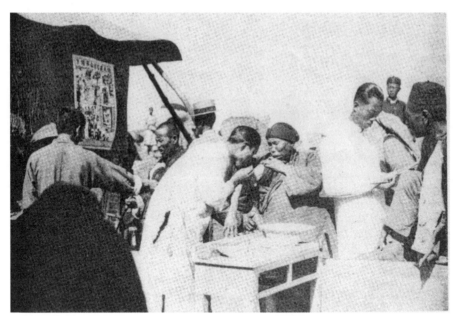

图6-7　1931年各地开展预防接种

　　霍乱从保山沿滇缅公路蔓延传播，云南省共有58个市县流行霍乱，尤以滇西、滇西北传染最烈，死人最多。历史学家方国瑜先生曾亲临滇西调查，写成《抗日战争滇西战事篇》，统计全省死亡达数十万人，"慌乱呻吟之声遍于邑落，亘古未有之浩劫也"。

　　1946年发生的全国霍乱大流行，严重程度甚至高过1932年。其原因：一是战争使人民流离失所，生活条件差；二是战后大量的人口流动。在这一年里，既有大批的难民返乡、军人复员，以及日军俘虏被遣返，又有国民党军队的大规模调动，这些都成为霍乱扩散的因素。其中东北疫情最为严重，疫情主要来自南方，因日军投降后，大批部队北上进入东北，成为霍乱的源头。东北人民政府的资料显示："1946年据不完全统计，东北曾因霍乱流行死亡33 000余人，仅抚顺一市死亡3 000余人。"吉林双辽几乎家家户户都有霍乱患者，"死者当初装入棺材、柜子里，继尔门板、木板抬、用秫秸捆、用炕席卷，最后连秫秸、席子都用光了，只好光着尸体往外抬，埋葬在城西、城北两外，有的死者无人葬，惨不忍睹"。东北解放区松江省（现黑龙江南部）组成了"松哈地区霍乱联合防疫委员会"，开展防治霍乱工作。哈尔滨市防疫所共制出霍乱菌苗35.6万毫升，预防注射1.1万人。其他各疫区也分别采取紧急防疫措施。东北野战部队奉上级指示，进入疫区发动群众进行防疫。某团进驻大林镇，那里群众迷信，成群结队到镇西一棵大槐树下烧香求神，结果病患越来越多。部队进驻后，立即宣传卫生知识，组织卫生人员抢救危重患者，封锁交通，严格检疫，实行疫情报告制度，并为群众进行疫苗预防接种，控制疫情。

南方各省疫情也很普遍。江西南昌报道疫情在1946年7月出现，发展迅速，棺材、药品均供不应求。盐水针价格一涨就是40倍，每支由500元涨到2万元。江苏南京设立"南京夏令卫生委员会"，开展预防注射（图6-8）、井水消毒、报告检疫、隔离治疗、病家消毒、临时急救等防疫工作。当时准备遣返的日俘日侨中，也出现霍乱流行，1946年有遣返船上暴发霍乱，数十人死亡。

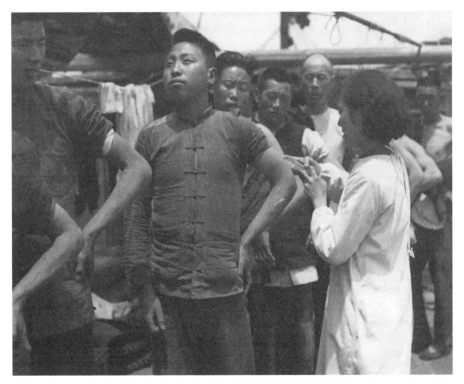

图6-8　1946年，上海为船民接种霍乱疫苗

四、慢性传染病的社会问题

20世纪初，慢性传染病结核病在我国流行很猖獗。1915年中华医学会成立时，在同年出版的《中华医学杂志》创刊号上，总编辑伍连德执笔的3篇论文中均论及防痨工作，呼吁各级政府注意防范和添置设备，号召医务人员向民众宣传防痨知识。

结核病流行虽广，但患病人数一直缺乏统计。我国流行病工作者逐步开展研究与防治工作。1932 年，北平的卢永春、王大同等成立了北平结核病学社，定期举行疑难病案讨论会和学术报告会。1935 年在北平市第一卫生事务所开办了结核门诊处（不久改为"防痨科"），由贺乐（Hall）医师与裘祖源主持。结核门诊处开展早期发现、地段管理、家庭访视、病例寻觅（X 线健检）等工作。1939 年起，裘祖源等陆续进行了结核病流行病学调查，其中对 21000 人的调查显示：城区 15 岁儿童结核感染率高达 80% 以上，20 岁的人结核感染率为 100%；大学生患病率在 5% 以上；理发从业人员的患病率高达 19.2%～27.3%；农村居民的感染率和患病率均远低于城镇居民。

　　1933 年，中国预防痨病协会在上海成立，简称中国防痨协会。中国防痨协会开设诊所，从美国购进 X 线机，对患者进行查痰、X 线透视等以早期诊断，派公共卫生护士进行家庭访视，并进行流行病学调查。据中国防痨协会 1937 年的调查，上海当时人口 350 万人中，每年死于结核病者有 3 656 人，患病者远不止此数。在治疗方面，当时并无特效药物，一般的治疗主要是日光、空气、休息和营养。通常要求所有住院患者绝对卧床静养，大小便都在床上，药物仅有一些鱼肝油、钙片、维生素 C 等。20 世纪 40 年代中期，链霉素等抗结核药相继问世，我国也开始少量应用，并收到疗效。

　　据调查，1948 年，在我国 11 个省、3 个市共有结核病疗养院 12 所，结核病床 600 余张，结核病专科医师几十名；卫生署结核病防治院有 4 处。1948 年调查北平、上海、天津、重庆 4 个城市，每个城市每年胸部 X 线检查出 1 万多人有肺结核。估计当时全国肺结核患者约 2 700 万人，每年死于肺结核者有 138 万人，年死亡专率在 300/10 万以上，18 岁以上的结核感染率高达 90% 以上。

　　图 6-9 为 1948 年中国防痨协会税票。

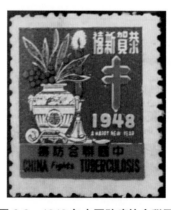

图 6-9　1948 年中国防痨协会税票

麻风也是慢性传染病。我国麻风流行情况缺乏详细的调查。1892年，国际麻风协会在美国麻风协会的资助下，在杭州设立了麻风病院，开始收治麻风患者。以后在广州市、山东省也开设了麻风病院，继之在福建省设立了7所麻风康复中心。1915年，刁信德在上海虹口同仁医院创立麻风科。1926年，上海邝富灼、李元信、石美玉及刁信德等组织"中华麻风救济会"，设立虹口皮肤病诊疗所。1926年1月，正式成立中国麻风协会，出版麻风季刊。1930年，中华麻风救济会在上海召开了第一次中国麻风会议，当时估计中国有麻风患者100万人。1931年，杭州广济麻疯病院礼拜堂落成（图6-10）。

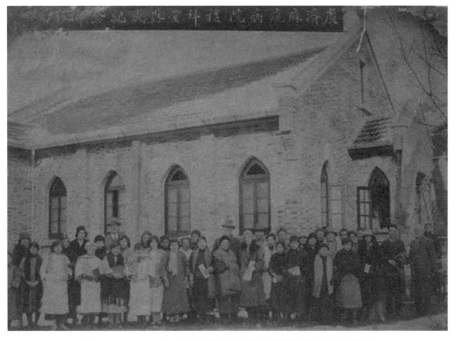

图6-10　1931年杭州广济麻疯病院礼拜堂落成纪念合影

广东是麻风患者高发地区。民国时期，政府和教会等均曾成立麻风病医院，收容麻风患者。例如，东莞石龙的麻风院，是当时收容麻风患者最多的麻风病院。大衾麻风院于1922年建成，收容麻风患者120多名，医院建筑物有19幢，是当时中国最大的一所。

20世纪30年代中期，主政广东的军阀陈济棠聘当时万国麻风会医事顾问马雅各来粤调查麻风情况。据其《粤省麻风状况报告书》估计，广东约有20万患者，不可能全部收容隔离，建议在乡村设立诊疗所，治疗初期患者。马雅各尤其强调不应出于歧视和恐惧，强行拘留麻风患者对其进行隔离。陈济棠还未来得及实施措施，就于 1936 年下台了。此后对麻风的防治工作中断，甚至发生了骇人听闻的屠杀麻风患者事件。

1937 年，在主政广东的余汉谋默许下，警察将散居在广州全城的 270 多名疑似麻风的患者全部抓起来，经医生确诊后有 234 名麻风患者。警方拟哄骗他们上船载运到伶仃洋海面，凿破船底全部溺死。但此法被识破，患者拒不上船。又尝试投毒，也未成功，最后采用集中枪杀的残酷办法，事先由保安队在白云山麓挖好 12 个 5 尺多深的大土坑，将麻风患者分批枪杀后掩埋。

数日后，香港报纸以大字标题披露此事，在社会上激起强烈反响。蒋介石仅致电余汉谋略作责备，未作其他处理。当时《独立评论》发表周信铭的评论说："我们并没有听闻因病下刑的。""我们已踏进到文明的路上，就要用文明的眼光对待疯人（指麻风患者）。"呼吁人们反思事件，要"深信人类的进步，就是洗涤原始弱肉强食的野蛮"。慢性病传播虽然带来很多社会问题，但绝不能粗暴解决。

五、调查研究寄生虫病

黑热病是利什曼原虫感染的寄生虫病，在民间又叫痞块病。1913 年，外籍医生柯克仁（Cochran）报道在河北、山东、安徽等省有黑热病流行，使中国的黑热病疫情逐渐为人了解。

黑热病的流行，以山东、江苏最为严重。1934 年，全国经济委员会卫生实验处寄生虫学系派出黑热病研究队，到苏北各地开展调查和防治工作。《大公报》报道，据调查，1934 年苏北的淮阴、涟水、泗阳、宿迁等地黑热病患者估计达 10 余万人；1935 年底，"徐海淮扬一带，患者已逾二十万人"。调查人员姚永政等选择疫情严重的苏北清江浦（今江苏淮阴）为工作队驻地，在此设立了诊所，包括有门诊、病室和研究室、试验室等（图 6-11）。除门诊诊治患者外，另于每星期二、四、六赴各乡调查。研究队指出："黑热病蔓延于中国，既广且剧，对于民生之影响，自不言而喻。更可虑者，患病多系幼年及壮年生产之人。若不从速扑灭，五六年后患者当更积增。岂特农村经济之破产，恐人口亦也严重之问题。"研究队提出了系统防治黑热病的方案，包括改进农村卫生、开展教育宣传、进行交通检查、增加治疗设备、设立预防工作机关等。

黑热病对江苏各地带来的灾难极为严重，"流行最盛之区域，几有十室九墟之景象。乡民闻痞病，则举首蹙额，有谈虎色变之势"。江苏省政府指示组成淮阴区黑热病防治队，总队设在涟水，下设分队、防治站，开展治疗。当时黑热病的治疗已有特效药物，但是费用较贵，一般贫民无力承担。1936年10月，江苏省公布实施《江苏省淮阴区黑热病贫病贷诊治办法》，规定患者可贷诊费最高至10元，如能在贷期内还款，则由政府承担利息。

在西北，黑热病也相当流行。当地人将黑热病称为"穷病"，大多无力医治。

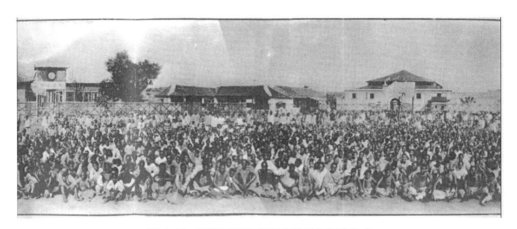

图 6-11　清江浦黑热病研究队门前候诊患者

我国学者也开展了对黑热病的研究。北京协和医院的钟惠澜提出应用骨髓穿刺检查替代脾脏穿刺检查以找利杜体的早期诊断方法。钟惠澜还证明了狗是黑热病原储存宿主，钟惠澜的夫人李懿徵大夫曾作为志愿者接受一项试验，由钟惠澜助手将受犬型利什曼原虫的鞭毛体接种于其体内，接种后5个月，李懿徵出现轻微但典型的黑热病症状，骨髓片中发现了利什曼小体。

疟疾是经按蚊叮咬后感染疟原虫所引起的寄生虫病。对其流行情况，一直没有确切的资料。民国时中央卫生设施实验处专门设立了疟疾室进行研究。其中一个很重要的成果，就是证明了古代"瘴气"与疟疾的关系。

云南和贵州是疟疾严重流行区。1932年云南思茅县长称："思茅人口，本约有三万，而近年染疫死者，几达二万，今所余者仅达三分之一而已。" 1934年底至1935年春，红军长征进入贵州后，中央军尾追而至，但在此间也深受"瘴气"之害，士兵患病甚多。蒋介石指示卫生署对在贵州等地流行的瘴气进行研究，1935年，卫生署派出了一个6人的调查组前往贵州，负责者为全国经济委员会卫生实验处寄生虫学系的姚永政。接受命令后，姚永政一行来到贵州南部与广西交界处的安龙县坡脚等村镇进行调查研究，共历时1月有余。他们又到达云南，正值当地"瘴气"流行，他们检查了一批被当地医师诊断为"瘴气病"的患者，发现"一切症状显系恶性疟疾；镜检血液，复查出恶性疟之环形及半月形原虫"，所以他们指出："瘴气病非他，疟疾而已矣。"

继姚永政之后，抗战期间吴文华又对云南的瘴气进行了研究。他对滇西瘴气患者研究也发现大多为恶性疟疾感染者，用奎宁治疗效果理想。

抗战期间，由于大量军民进入云南，为保证大后方的稳定和滇缅公路的安全，1939 年云南成立了云南省抗疟委员会，下设疟疾研究所和抗疟总队，制定"抗疟5 年计划"。但因战时影响，未能有效运作。

图 6-12 为民国时期云南疟疾患者。

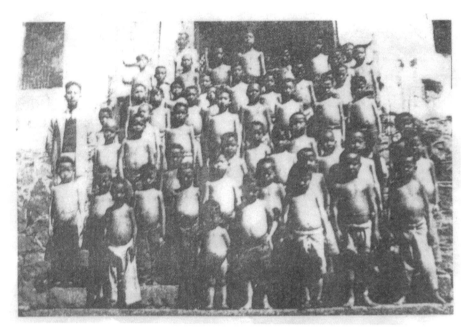

图 6-12　民国时期云南疟疾患者

另外，抗战期间由于金鸡纳树的主产区东南亚被日军占领，治疗疟疾的特效药奎宁缺乏来源，云南省政府通过英国领事，得到印度产金鸡纳树种籽 4 两，在滇越交界的元江出境处的河口农场试种，产出了不少金鸡纳树幼苗，但后来未作进一步研究。

血吸虫病是由血吸虫寄生于人体所引起的一种地方性寄生虫病，又叫血蛭病，在我国流行极广，民国时期，有关的医学调查初步揭开了其分布的事实。20 世纪20 年代初，寄生虫学家陈方之（图 6-13）在考察了浙江省 30 多个流行县后，写下论文《血蛭病的研究》。到 20 世纪 40 年代初，对血吸虫病流行范围已有大致了解，该病疫区遍及我国南方12个省市的350个县，患者达数千万人，上亿人口受到威胁。1928～1934年对武昌、汉口、南京、镇江、开化、芜湖等地调查表明，血吸虫病患病率为0.31%～42.65%。

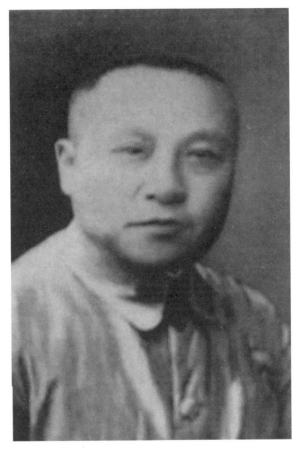

图6-13　寄生虫学家陈方之（浙江鄞县人）

血吸虫病给人们带来巨大痛苦，疫区大批人口死亡或丧失劳动能力，很多村庄遭毁灭，良田荒芜。1948年12月19日，《大公报》刊登了寄生虫病专家徐锡藩写的文章《不可疏忽之日本住血吸虫病》，描述了浙江嘉兴步云镇居民60%患有血吸虫病的惨状："予曾至该镇之墙头村，此村在20年前有十余家，约一百人，现仅余一家四口，此四口中余见一人已有腹水。"

六、应对日军细菌战

日本在侵华战争中，曾在中国进行细菌战人体试验和实战，这已经是众所周知的事实。中外学者对日军细菌战作了大量的研究，掌握了很多证据。

日本由于国小人少，兵源和资源都不足。为了进行大规模的侵华战争以及预想中的对苏战争的需要，细菌战研究得到日本军方的重视。1925 年，日军军医少佐石井四郎就开始进行细菌战研究，1927 年，他明确提出："对于缺乏资源的日本，要想取胜只能依靠细菌战。"1930 年，日本东京陆军军医学校建立了防疫研究室，由石井主持。1931 年"九·一八"事变后，日军占领东北，1932 年开始在中国土地上组建细菌战部队和研究基地。先是在哈尔滨东南约 70 公里的五常县设立"防疫班"，由石井四郎等人开始初步研究。他们制造了细菌武器最重要的工具，大量生产培养罐，更造出了细菌战必不可少的"卫生滤水机"。

1936 年 8 月，按照天皇的军令，一个正式的细菌战机构开始组建，称为"关东军防疫部"，该部队对外挂出的招牌是"关东军防疫给水部"，实际上进行各种细菌战人体试验和制造毒剂。里面有特殊试验室（冻伤研究室和供研究航空卫生用的减压试验室）、实验室、尸体解剖室、标本室、培育细菌室、细菌孵化室等。

731 部队着手生产作战用细菌，并利用中国人、朝鲜人等进行人体实验。该部队设计出能供大量生产的"石井式培养罐"，研究了多种散布方法，发现用感染鼠疫的跳蚤来传播最理想。

除哈尔滨外，日军的细菌战部队还有北京的华北防疫给水部（"甲"1855 部队）、南京的华中防疫给水部（"荣"1644 部队）、广州的华南防疫给水部（"波"8604 部队），1942 年又在新加坡成立了南方防疫给水部（"冈"9420 部队）。

1940～1942 年，抗日战争进入相持阶段之时，日军在中国战场由于兵力不足，为了摆脱困境，迫不及待地使用了细菌战武器。1940 年，日军统帅部首先定下在浙江等地进行"保号作战"，实验在实战条件下用飞机撒布各种传染病菌的方法。这一年进行了多次细菌攻击，其中至少有一次散布的是鼠疫跳蚤。

1940 年 10 月 27 日下午 2 点，宁波鄞县报告日机入侵，撒下大量面粉、麦粒。日机过后，当地居民就发现跳蚤骤然增多。2 天之后，有人染疫发病。据查证，在这次鼠疫中，有名有姓的死亡人数达 106 人。宁波华美医院院长丁立成医师从患者淋巴结穿刺液中找到了鼠疫杆菌。宁波立刻成立防疫办事处，划定疫区，筑起隔离墙，派消毒队消毒，广泛捕鼠灭蚤。浙江卫生处也派人前来指导。11 月 30 日晚，当地政府决定将 5 000 余平方米疫区内的 115 户共 137 间房屋全部焚毁，以杜绝鼠疫流行。

1940 年 11 月 10 日，浙江衢县县城居民区陆续发现有死鼠，至 11 月 12 日，有 3 名居民出现高热、头痛、呕吐、恶寒、出血、淋巴结肿痛等症状，随后陆续有患病者出现。经检验有鼠疫杆菌发育。衢县成立了防治鼠疫委员会，对疫区进行封锁，至 12 月 7 日，最后 1 例第 24 例患者死亡，暂时控制了疫病的流行。1941年 3 月，鼠疫在浙江鄞县城区流行，后来估计死于鼠疫者至少有 1 200 人。这两个地区疫情出现前均发现有日军飞机空投麦、谷物的情况。

在当时，中国方面高度考虑日军发动细菌战的可能。1941 年 1 月，卫生署防疫处和国联防疫团专家曾抵达浙江调查，撰写了《浙江省鼠疫调查报告书》，但因证据不足，暂未能得出结论。

1941 年，日军飞机在湖南常德投下混有疫蚤的谷物、棉纸等物，几天后常德出现鼠疫病例，后来在 2002 年细菌战诉讼中得到东京地方法庭一审判决认定的死亡人数有 7 643 名。当地组成了常德防疫处，开展防疫工作。军政部战时卫生人员训练总所检验学组主任陈文贵奉命组成鼠疫调查队，经调查后完成了《湖南常德鼠疫报告书》，怀疑流行原因是由于敌机撒布感染鼠疫性物体。针对屡屡发生的可疑细菌战攻击，国民政府行政院于 1941 年 12 月 21 日将卫生署拟定的《防制敌机散播鼠疫杆菌实施办法》和《处理敌机掷下物品须知》颁布全国，加强应对。

其他怀疑是日军引起的疫情包括 1941 ～ 1942 年绥西鼠疫，1942 年滇西霍乱，1942 年浙江衢州、丽水和江西上饶鼠疫等。

在综合有关资料的基础上，1942 年 3 月 31 日，卫生署署长金宝善于 4 月上旬向全世界公布，揭露日军的细菌战罪行。但当时国际上对此表示怀疑的人不少。1945 年日本投降，部分未能撤走的细菌战部队成员成为苏联红军的俘虏。1949 年12 月，苏联在伯力对俘虏中的 12 名日本细菌战犯进行了审判，查明了许多有关细菌战的事实。1950 年，我国东北人民政府卫生部曾对 731 部队和 100 部队进行调查，抚顺战犯收容所日本人战犯也提供了许多证词。

20 世纪 80 年代以来，中国民间展开对日细菌战诉讼，各地又进行了更多细致的调查。1997 年 8 月 11 日，180 名来自浙江和湖南的受害者为原告，在东京地方法院提起对日军的细菌战诉讼，要求日本政府正式为 50 年前实施的细菌战谢罪道歉，并做出经济赔偿。2002 年 8 月 27 日，在经历了 5 年的诉讼、28 次开庭以后，东京地方法院作出了一审判决。审判长岩田好二在判决认定，1940 ～ 1942 年，731 部队等侵华日军在中国浙江省和湖南省把感染了鼠疫菌的跳蚤混在粮食中空投到居民中，在食物中混入霍乱菌等，杀害了无数的军民。但是判决驳回了中国原告向被告日本政府提出的赔礼道歉和赔偿损失的要求，声称"战争受害者个人不能向加害的国家要求赔偿损失"。中方后来的上诉先后均被日本东京法院和最高法院驳回。

七、中医变革战疫病

近代西方医学传入以后，有关解剖、生理、病理和病原学等知识逐渐在社会上普及。中医也积极学习西医知识，在晚清时出现了"中西医汇通"思潮。民国时期，中医界开展了"中医科学化"等尝试，许多医家积极学习和研究传染病学知识，在西医诊断基础上开展中医治疗。中医时逸人认为，传统的六气病因与传染病知识可以结合，"六气乃病菌之本原，是六气为本，病菌为标，传染病不能离六气而独立"（《中国时令病学》），认为病菌生存所依赖的气候、环境，其实已包括在中医的六气病机理论之中。但传染病的西医诊断必不可少，中医陆渊雷指出："若不用细菌诊断，霍乱与兼有胃病的急性肠炎，有时极难分别。"

针对现代传染病名，结合中西医方法进行防治，在实践中取得一定成绩。例如，1917～1918年山西、内蒙鼠疫大流行时，中医曹元森等提出要参与治疫，在防疫会会长江朝宗同意下，中医曹元森、杨浩如等前往大同疫区。江朝宗特别叮嘱曹元森说："此次中医获赴疫地研究治疗，系一种变通办法，务望诸君慎重将事。虽人情习惯赴向中医，倘未经送至病院及隔离所之患者，须经检疫员之同意然后治疗，以免争议。此事于中医参与治疗及诸君前途，实在极大关系，希谆致诸君察照，千万慎重为要。"

江朝宗的话反映了民国时期中西医在防疫中的位置。在防疫时，防控措施是主导性的，无论医术多高，如果不能遵守防疫规定，都有害无益。曹元森等做到了这一点，并发挥中医治疗特长，取得了良好疗效。事后江朝宗表示，"既嘉西医防术之美备，复及称中医治理之优长"，认为两者结合确有好处。

1919年夏秋之交，廊坊一带发生霍乱流行。当时京师警察厅派外城官医院的中医孔伯华与杨浩如、张菊人、陈伯雅4人参加防治工作。他们深入村庄，沿户访问，边作防治，边作宣传，不顾饥渴疲劳，救治患者。群众见治疗真能起效果，于是每至一处，相率欢迎，竞相求治。以上这两次中医防疫的经验，后来都收载到《传染病八种证治析疑》（图6-14）中。此书采用8种法定传染病的西医病名，但用中医理论分析论治，有开创意义。

1918年发生了世界性的流感大流行，史称西班牙流感，据说全世界死亡人数超过2 000万。中国也有疫情，只是死亡情况并不严重，中医发挥了积极作用。中医曹炳章记载该病在江浙等地的情况说："（时疫）由甬（宁波）而流至绍（绍兴）……谓由美国传染到此，流布既广，死亡亦多。考此类流行病，实最初发生于西班牙，今且蔓延全球，美医遂名曰西班牙流行病。" 曹炳章提出此病从中医角度可命名为"秋瘟"，他与绍兴医学会的中医同行一起开展治疗，颇有成效，后来著成《秋瘟证治要略》（图6-15），也很有参考价值。

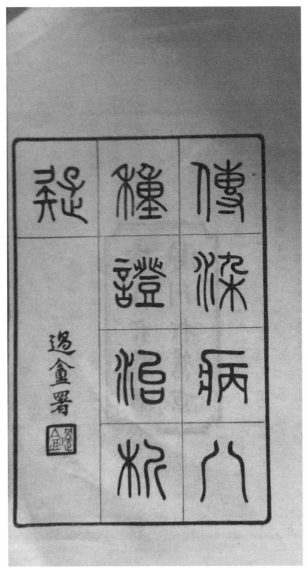

图6-14　《传染病八种证治析疑》书影

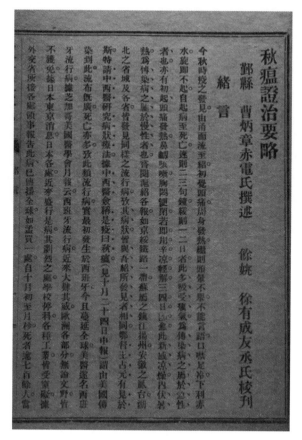

图 6-15 《秋瘟证治要略》书影

1924 年 9 月，山西临县发生鼠疫，初始报告死亡 30 余人。山西省公署请该省中医改进研究会派人前往防疫。该会是由阎锡山主持成立的，主旨就是借鉴西医以改进中医。会中成员兼通中西医，能够承担防疫职责，于是"由会中选派中医并能晓西医治法及针法"的医生前往临县。他们中西方法并用，实行隔离，"以硫磺、苍术、川军、白芷、石灰、石炭酸等药消毒病家"，治疗方面采用针刺、敷药外治和汤药内服，最终控制了疫情。

抗战时期，在中国共产党领导下的边区，由于西药严重缺乏，更加注重运用中药防治疫病。1941 年，八路军战士发烧和患疟疾的特别多，特效药奎宁严重短缺。部队的利华制药厂用中药柴胡做原料加工针剂，试制成功柴胡注射液，退烧效果很好，成为第一个得到广泛应用的中药注射制剂。1942 年，抗日军政大学总校的医务人员用中药常山、柴胡、砒石、黄芩、花椒等制成疟疾丸，据观察，其服用效果与奎宁的效果相近。

第七章

中华人民共和国时期

（1949 年至今）

一、卫生防疫体系的发展

中华人民共和国成立以来，一直坚持"预防为主""防治结合"的方针，在疾病预防控制方面取得了巨大的成绩，有力地保障了人民健康，促进经济社会发展。

1949 年 10 月 1 日，中华人民共和国中央人民政府成立。11 月 1 日，根据《中华人民共和国中央人民政府组织法》第 18 条规定，成立中央人民政府卫生部，下设负责卫生防疫的公共卫生局（后改保健防疫局、卫生防疫局）。1950 年 8 月，中央人民政府卫生部和军委卫生部联合召开了第一届全国卫生会议（图 7-1），会议确定了新中国卫生工作的方针是：面向工农兵，预防为主，团结中西医。1951 年 9 月 9 日，毛泽东以中共中央的名义作《中央关于加强卫生防疫和医疗工作的指示》，指出："今后必须把卫生、防疫和一般医疗工作看作一项重大的政治任务，极力发展这项工作。"

1952 年，志愿军在朝鲜战场开展反细菌战的同时，全国各地展开了有声有色的卫生运动。这个运动，中央定名为爱国卫生运动。其内容包括环境清洁、消灭五害（蚊、蝇、虱、蚤、鼠）和饮食卫生等许多方面。爱国卫生运动成为我国卫生事业的一个特色。1953 年 2 月，中央爱国卫生运动委员会正式成立，下设爱国卫生运动办公室，与卫生部卫生防疫司合署办公。

爱国卫生运动起到了移风易俗的作用，也大大改善了我国城乡的卫生状况。以前南京五老村曾流传这样一首歌谣："五老村，苦恼村，垃圾污水臭气熏死人，蛆成堆，蝇成群，灶上爬，碗上飞，蚊子碰人脸，尿球随水流，瘟神赶不走，疫病不离身。"运动中，为了改变这种状况，在农村打水井 130 多眼，清除了大量的垃圾和污水，消灭了大量的苍蝇、蚊子、臭虫、老鼠等传播疾病的害虫，建立了卫生组织，制定了卫生清洁制度，使农村卫生发生了很大变化，"苦恼村"变成"欢乐村"。

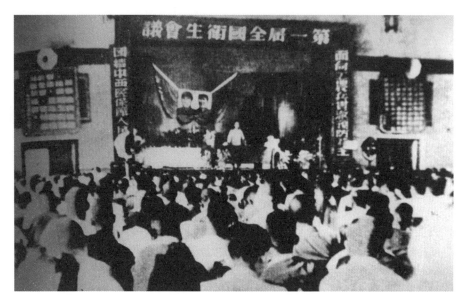

图 7-1　第一届全国卫生会议会场

从 1953 年开始，一种新的防疫机构——卫生防疫站开始在全国普遍设立。卫生防疫站的模式来自苏联。1953 年 1 月，中央政务院批准，在全国各省、自治区、直辖市，以及地（市）、县（旗、区）普遍建立卫生防疫站。1954 年，卫生部颁发了《卫生防疫站暂行办法》。到 1956 年底，全国大多数地区已建站。1964 年颁发的《卫生防疫站工作试行条例》，加强了卫生防疫站机构建设。

为了加强卫生防疫工作，1979 年，卫生部颁布了《全国卫生防疫站工作条例》，1981 年将卫生防疫局改为卫生防疫司（1994 年又改为疾病控制司），1985 年，全国已建立各级、各类卫生防疫站 3 410 个，专业防治所 1 566 个，有卫生防疫人员 194 829 人，建成以卫生防疫站为中心的疫情报告网，开展以传染病监测为重点的社区监测工作。

中华人民共和国成立后，各地设立卫生检疫所负责国境卫生检疫，由卫生部管理。为改变机构分散的局面，1988 年成立了中华人民共和国卫生检疫总所。1998 年 3 月，国家进出口商品检验局、国家动植物检疫局和国家卫生检疫局合并，组建成国家出入境检验检疫局。

在卫生防疫法规方面，在 1950 年 11 月 17 日公布的《传染病预防及处理暂行办法》基础上，1955 年卫生部正式发布《传染病管理办法》，规定了甲类 3 种、乙类 15 种共 18 种法定传染病，1956 年和 1957 年卫生部又发出补充通知，增列乙类传染病 9 种。1957 年 12 月 23 日，第一届全国人民代表大会常务委员会第 88 次会议通过了《中华人民共和国国境卫生检疫条例》。1986 年 12 月 2 日，颁布了《中华人民共和国国境卫生检疫法》。1989 年全国人大批准实施《传染病防治法》，将传染病分为甲类、乙类和丙类。经历了传杂性非典型性肺炎（SARS）、禽流感等公共卫生事件的冲击后，2004 年《传染病防治法》再次修订，增加了 SARS、人感染高致病性禽流感为乙类传染病。

中华人民共和国成立以后，积极实施预防接种，在此基础上形成了计划免疫制度。1978 年，卫生部发出《关于加强计划免疫工作的通知》，要求 3 年内全国实现计划免疫，力争尽快消灭白喉、脊髓灰质炎、麻疹等传染病。1980 年颁发了《预防接种工作实施办法》。1982 年卫生部颁布了《全国计划免疫工作条例》。1984 年，卫生部、教育部和全国如联联合下发《关于试行预防接种证制度的通知》，要求儿童在办理入托、入学时，必须持符合规定、记录完整的预防接种证。各级政府和卫生行政部门加强了对计划免疫工作的领导，自上而下形成了计划免疫网络体系。2005 年 3 月 24 日，卫生部颁布《疫苗流通和预防接种管理条例》，加强对疫苗流通和预防接种的管理。

图 7-2 为农村基层在开展预防接种工作。

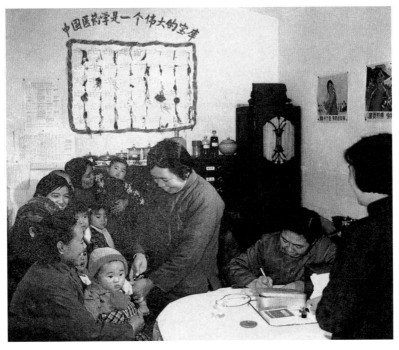

图 7-2　农村基层在开展预防接种工作

进入 21 世纪后，为适应社会疾病谱和公共卫生服务需求的变化，我国的公共卫生从传统以应对传染性疾病为主的观念，逐步扩展到非传染性慢性病领域，逐步用"疾病预防控制"的概念代替传统"卫生防疫"概念。2001 年 4 月，卫生部下发《关于疾病预防控制体制改革的指导意见》，提出在全国建立疾病预防控制机构系统。2002 年，卫生部批复成立中国疾病预防控制中心。在经历了 SARS 事件之后，2003 年 12 月，卫生部办公厅下发了《关于实施传染病与突发公共卫生事件网络直报的通知》，全国疾病预防控制传染病网络直报系统开始启动和运行。目前，我国已建成全球规模最大的传染病疫情和突发公共卫生事件网络直报系统，法定传染病病例从诊断到网络报告的平均间隔时间缩短到 4 小时，实现传染病动态监测。全国法定传染病报告发病率由 1970 年的 7 000/10 万下降到 2018 年的 559.4/10 万，病死率从 20/10 万下降到 1.68/10 万。每年预防接种国家免疫规划疫苗约 5 亿剂次。

二、消灭天花与脊髓灰质炎

世界卫生组织（WHO）在 1948 年的世界卫生大会上提出全球消灭天花的目标。中华人民共和国建立后，大力推广接种牛痘（图 7-3），预防天花。规定对满 6 月龄的婴儿进行普种，之后复隔 6 年复种痘苗 1 次，直到 18 岁止。由于大力推行全民种痘，天花病例数大幅度地下降，天花发病患者数从 1950 年的 43 286 例下降到 1954 年的 847 例。北京市 1950 年全市种痘 40 多万人，3 年内共种痘 2 510 427 人，基本达到了普种的目的。1950 年 5 月之后，北京再未出现天花病例，在国内大中城市中最早消灭天花。上海从 1950 年冬开始大规模普种牛痘，1951 年上海市卫生局颁布《种痘实施办法》，号召"人人种痘，个个种痘"，使接种率达应种人数的 95% 以上。1951 年 7 月 26 日上海市报告最后一例天花，此后再未出现。

1957 年，由于普种牛痘，全国除少数边疆地区个别发生外，天花已近绝迹。1960 年，缅甸境内斑岳寨天花流行，传到与缅甸接壤的我国云南省思茅地区，最后传至南亢，引起一名叫胡小发的患者发病，后来证实他是中国最后一例天花患者。在 20 世纪六七十年代，国内并没有真正的天花病例报道。

中华人民共和国恢复了联合国的合法席位后，加入了世界卫生组织等联合国机构。1979 年 7 月，世界卫生组织扑灭天花全球委员会和世界卫生组织总部天花消灭科官员来中国调查消灭天花的情况，基本证实中国 20 世纪 60 年代起确实未再见天花病例。1980 年 1 月，世界卫生组织第 65 次执行委员会批准了全球消灭天花验证委员会的最后报告，并在第 33 次世界卫生大会通过批准正式宣布全球已消灭天花。

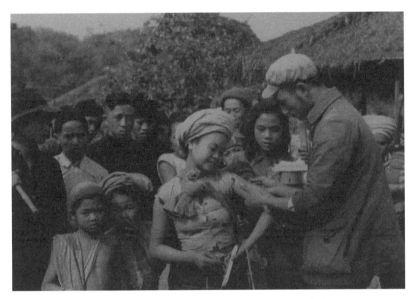

图 7-3　卫生防疫人员深入村寨为村民接种牛痘

脊髓灰质炎是由 I 型脊髓灰质炎病毒引起、发病率较高的急性传染病，有一定的致死率，并会导致肢体麻痹，严重危害人类的健康。在我国该疫情曾较严重，1964 年达到最高峰，年发病人数达到 43 156 例，发病率为 6.21/10 万。中华人民共和国成立初期，攻读病毒学的顾方舟（图 7-4）从苏联归国，开展对脊髓灰质炎的研究。当时国际上研制出两种脊髓灰质炎新疫苗，即减毒活疫苗和灭活疫苗，顾方舟等决定研制高效的口服活疫苗来防治该病。疫苗研制出来后，为了开展临床试验，顾方舟带头第一个喝下了一瓶疫苗溶液，同事们也都服用了疫苗溶液。一周之后，他和同事们各项体征指标完全正常。为了观察对儿童的作用，顾方舟毅然让自己的儿子率先试服，验证了其安全性，为完成临床试验打下了基础。1962 年，顾方舟等人将疫苗做成固体糖丸，这是中国消灭脊髓灰质炎历程中的独特创举。

在脊髓灰质炎糖丸广泛推广的基础上，1977 年，全国卫生厅（局长）会议提出，1985 年要基本消灭脊髓灰质炎。这项工作的关键是计划免疫要高度普及，但是由于我国国情复杂，计划免疫的工作仍有空白点，未能完成计划目标。1988 年，世界卫生组织制订了 2000 年全球消灭脊髓灰质炎的目标，同年第 41 届世界卫生大会作出了 2000 年消灭脊髓灰质炎的决议。1990 年，我国卫生部制订下发《全国消灭脊髓灰质炎方案》，提出了分两步走的总目标。1991 年，卫生部又制定了《全国 1995 年消灭脊髓灰质炎行动计划》，建立了急性弛缓性麻痹（AFP）病例监测系统和实验室网络。1995 年以后，全国 AFP 病例监测系统各项指标达到并维持在

WHO要求的水平。自1994年9月，在我国发现最后一例本土脊髓灰质炎野病毒病例后，经由WHO认证合格的脊髓灰质炎实验室对85 463份AFP病例及其密切接触者的粪便标本进行病毒学检测，未发现本土脊髓灰质炎野病毒。1995年以后曾发现由境外输入的脊髓灰质炎野病毒，经快速采取措施，有效地阻止了传播。

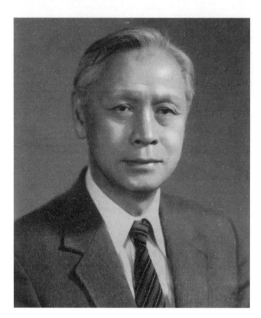

图7-4　顾方舟

2000年，国家消灭脊髓灰质炎证实委员会签署报告，并递交WHO西太平洋区消灭脊髓灰质炎证实委员会审核。2000年10月29日，中国所在的WHO西太平洋区宣布确认为无脊髓灰质炎区。

三、鼠防、血防、疟防见成效

防治传染病是一项长期而艰巨的工作。对于一些发病率高、危害性强的传染病，我国设立了专门的机构进行防控。鼠疫、血吸虫和疟疾就是其中的几种，人们习惯把相关的防治工作简称为鼠防、血防和疟防。

鼠疫　1949年张家口发生鼠疫，苏联防疫队曾来协助中国防疫（图7-5）。1949年后，全国逐步建立专门的鼠疫防治机构，至1951年年底，已在8个鼠疫流行中心地区设立鼠疫防治所。1956年中央制定的《农业发展纲要》将鼠疫列为要在一切可能的地方消灭的疾病，同年卫生部制定了《防治鼠疫规划纲要》，具体地提出了消灭鼠疫和消灭发生鼠疫的各种因素的任务。

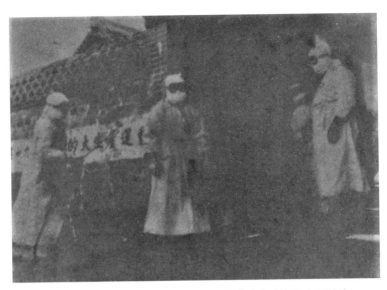

图 7-5　1949 年张家口发生鼠疫，苏联防疫队协助中国防疫

在初期建立的鼠疫防治所（站）基础上，各新发现的鼠疫疫源地所在省、区和重点地区（州）也先后成立了鼠防所（站）或以鼠疫防治为重点的地方病防治研究所、流行病防治研究所等。1954 年成立的长春鼠疫防治研究所成为全国鼠疫防治研究的中心，后于 1956 年合并到中国医学科学院微生物学流行病学研究所，成为鼠疫研究室。1960 年，国家成立了中共中央北方防治地方病领导小组及其办事机构。至 1962 年末，据中央和北方 9 个省、自治区不完全统计，县级以上有鼠防专业机构 92 个（含防疫站内的鼠防室、科、组），鼠防专业人员 1 621 人。

1963 年召开第三次鼠防会议时，制定了《预防和消灭鼠疫十年（1963—1972 年）规划（草案）》。在查清鼠疫疫源地后，各地开展了"灭鼠拔源"工作，仅东北三省和内蒙古东部黄鼠疫源地，平均每年有几百万人次参加灭鼠活动，收鼠尸几千万只，使野外黄鼠密度大幅度下降。鼠疫预防接种也得到广泛应用，有的年份接种人数达几百万人次。在鼠疫治疗上，解放后普遍加用链霉素，提高了治愈率。

1980 年，全国初步制定了全国统一的鼠疫疫情监测试行方案，同一块疫源地采用同一监测内容和方法，不同疫源地提出不同的要求。1985 年，又重新修订和颁发了《全国鼠疫监测工作方案》。在有效的防治下，人间鼠疫多年来没有出现暴发，偶有散发。但 1991 ~ 2000 年间，发病情况有所增加，10 年共发现鼠疫患者 550 例，死亡 48 例。流行范围包括全国 9 个省（区），还出现了新的鼠疫疫源地，如四川省 1997 年发生 5 例肺鼠疫后，被确定为新的疫源省。

1981～2018年，我国共发生人间鼠疫病例947例，死亡病例119例，2000年单年发病人数最多，达254例。随着防控布局的完善，鼠疫的流行强度逐渐减弱。2011年起，全国发病病例数每年均在3人以内，中间有多年未出现感染现象。

血吸虫 1949年上海解放后，驻沪部队中出现了血吸虫病。预防医学家苏德隆赶写了一份关于防治血吸虫病的报告，交给了三野第九兵团司令员宋时伦。1949年12月24日，宋时伦召集上海医务界人士开会，宣布成立"沪郊血吸虫病防治委员会"，任命苏德隆为副秘书长。在苏德隆的带领下，广大医务工作者迅速投入血防工作，使感染血吸虫病的战士们及时获得治愈（图7-6）。在1949～1950年，在江苏、浙江、安徽、湖北、江西、云南等省的血吸虫流行区建立起第一批血防专业机构。到1951年10月，在长江流域共有18个防治站。

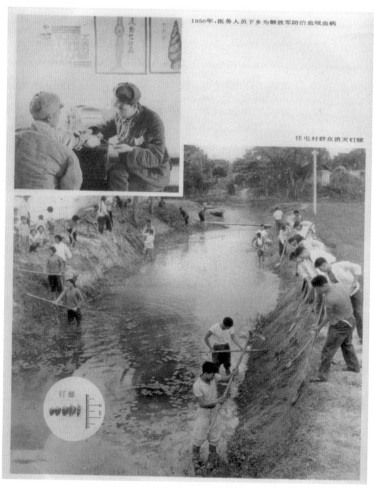

图7-6　中华人民共和国成立初期上海青浦军民开展血防虫防治工作

1955 年，毛泽东视察了血吸虫病疫区，作出了"一定要消灭血吸虫病"的指示。根据毛泽东同志的提议，1956 年成立了血吸虫病防治领导小组，统一领导南方 12 个血吸虫病流行省、市、区的血防工作。毛泽东同志对血吸虫防治工作多次作出批示[①]。

在中央的大力推动下，各地血吸虫防治工作充分开展。1958 年，防治血吸虫病采取了大规模群众运动方式。江西省余江县的大规模血防取得成效，1958 年 6 月 30 日《人民日报》进行报道。毛泽东读后十分兴奋，写下了著名的《送瘟神》七律诗[②]。

其一

绿水青山枉自多，华佗无奈小虫何！

千村薜荔人遗矢，万户萧疏鬼唱歌。

坐地日行八万里，巡天遥看一千河。

牛郎欲问瘟神事，一样悲欢逐逝波。

其二

春风杨柳万千条，六亿神州尽舜尧。

红雨随心翻作浪，青山着意化为桥。

天连五岭银锄落，地动三河铁臂摇。

借问瘟君欲何往，纸船明烛照天烧。

全国各地为防治血吸虫作出了巨大的努力，大大减轻了血吸虫的危害。1979 年，中共中央血吸虫防治领导小组调整后，纠正了一些不科学的做法，提出了血吸虫防治工作必须遵循长期性、经常性、科学性的观点。1980 年，全国血防会议讨论通过了以县、市为单位的《消灭血吸虫病的标准》，到 1986 年底，有 112 个县、市经过检查考核，达到了消灭血吸虫病的标准，进入了监测阶段。全国 12 个流行血吸虫病的省、市、自治区中，广东省和上海市已宣布消灭了血吸虫病，江苏、浙江、福建和广西宣布基本消灭了血吸虫病。当年中央血防机构撤消。但随着血防工作有所放松，疫情出现反弹。1995 年开展第二次全国血吸虫病抽样调查，结果表明，

---

① 中共中央党史研究室, 中国国家博物馆编著. 中华人民共和国历史图志(上)[M]. 上海: 上海人民出版社, 2009: 177.

② 建国以来毛泽东文稿（第 7 册）[M]. 北京: 中央文献出版社, 1992: 298.

全国感染病例为 865 984 人。20 世纪 90 年代的两次严重洪涝灾害，也对血吸虫病发病有所影响，局部地区出现急性感染暴发疫情，部分地区疫情死灰复燃。

2003 年 5 月，卫生部发布了《全国血吸虫病重大疫情应急处理预案》，加强了对急性感染报告系统的管理。2004 年 2 月，国务院成立了血吸虫病防治工作领导小组，要求群防群控，联防联控，有效遏制疫情回升趋势，控制血吸虫病流行。2012 年，上海、浙江、福建、广东、广西 5 省（直辖市、自治区）达到了传播阻断标准，四川、云南、江苏 3 省达到了传播控制标准，其余的安徽、江西、湖北、湖南 4 省均已达到了疫情控制标准。

疟疾　解放前，全国每年疟疾患者至少有 3 000 万人。解放后，各级人民政府即把抗疟列为卫生工作中心任务之一。1955 年，在云南、福建、贵州、浙江、四川、湖南、广西、安徽、江苏、新疆、湖北等省（自治区）的 39 个市、县建立了疟疾防治站。1956 年在广州召开的全国疟疾防治会议上，提出 7 年内要在全国范围内基本消灭疟疾。实际上并没有达到这一目标。但在医务人员的积极防治下，很多地区的疟疾流行情况有了很大的改善，部分地区达到了基本消灭的标准。

作为抗疟试点地区的云南省，从 1953 年开始全面的防疟工作，很快全省发病率降低了 90.7%。

不过云南一些重点地区的疟疾仍然严重，如思茅县。西南行政区和云南省调运大量抗疟药物，对思茅县进行普查普治，免费诊疗疟疾患者。同时积极开展爱国卫生运动，全面喷洒 DDT（一种有机氯类杀虫剂）消灭蚊虫滋生地。1958 年思茅疟疾发病率降至 3.7%，脾肿率降至 2.28%，已达到国家基本消灭疟疾标准。

云南西双版纳州的疟疾也很严重，其中的勐海坝更是超高度疟疾流行区。云南省将其列为疟疾重点防治区，在此设立了疟疾防治所，1958 年又在当地培养一大批卫生人员，使每个村寨有 1 名保健员，每 5～8 户有 1 名抗疟员和送药员，形成了一个抗疟网。在实施突击灭蚊时，82 个寨子同时点火熏烟，有效消灭传播媒介微小按蚊。到 1962 年，该坝达到基本消灭疟疾，发病率由 1957 年的 51.8%下降到 0.28‰。

另一个试点地区为海南岛，其属于稳定高疟区，恶性疟疾流行比较严重。1959 年，在广东省和海南地市委的领导下，部署全岛性抗疟运动，动员了数十万群众参与抗疟运动（图 7-7）。通过喷洒灭蚊、连续 3 年实行预防全民服药等方式，到 1962 年基本消灭了疟疾主要传播媒介微小按蚊，疟疾下降到较低水平。

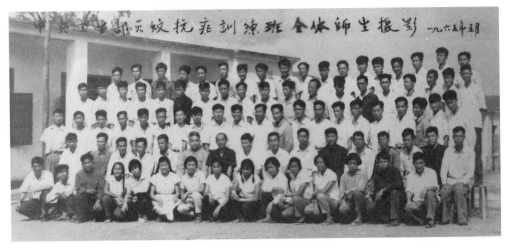

图 7-7　1965 年中央卫生部灭蚊抗疟训练班师生合影（学员郑锦荣提供）

虽然疟防工作取得成效，但尚未能全面控制疟疾。1965 年春，经国务院批准，将暴发流行严重的苏、鲁、豫、皖、鄂 5 省组成联防区，共同制订防治计划，协调行动。"文化大革命"时期，5 省联防机制解体，从 1968 年起，部分省份疟疾开始回升，1969 年全国发病人数超过 1 000 万，1970 年发病率高达 2 961.10/10 万，全国发病人数达 2 400 万人，是新中国成立以来发病率最高的年份。

1973 年 12 月，卫生部重新组织起 5 省疟疾联防，在 5 省近 3 亿多的人口中开展声势浩大的群众性抗疟运动。除了治疗现症患者和群众性防蚊、灭蚊外，很多地方实行了传播休止期全民治疗和传播季节全民预防服药的"两全措施"，在休止期服药每年达 6 000 多万人次，流行季节预防服药每年 8 000 多万人次。经过连续几年的工作，5 省疟疾发病率逐年下降，基本上控制了流行。

1984 年卫生部发布《疟疾防治管理办法》，1985 年全国疟疾人数由 1981 年的 305.9 万减少至 56.3 万。至 1986 年，全国在 4.26 亿人口地区建立了 15 310 个疟原虫镜检站。1990 年全国已有 827 个县达到基本消灭疟疾标准，其中上海市和山东省分别达到全市和全省基本消灭疟疾标准。1995 年，疟疾发病报告人数为 49 669 人，以后逐年下降。但有时部分地区出现局部暴发流行。我国制定了"线索追踪、清点拔源"的工作策略，建立了国家、省、市、县、乡五级疟疾实验室检测网络，完善了疟疾媒介监测和疟原虫抗药性监测体系，2010 年，全国疟疾发病率已降至 0.06/10 万。2010 年国家发布《中国消除疟疾行动计划（2010—2020 年）》，明确提出 2020 年实现消除疟疾的目标。

四、"523"计划与青蒿素

青蒿素是我国医药科研对世界的重要贡献。它是一项代号为"523"的协作项目的成果。

金鸡纳霜（奎宁）一直是抗疟疾的一线药，但是它有一定的不良反应，并且因疟原虫的抗药性越来越强而逐渐失效。20世纪60年代，美军在越南战争中，部队战斗力就受到恶性疟疾的严重影响。美国及西方国家为寻找新的抗疟药投入了大量资金，但没有大的突破。

越南社会主义人和国同样受到疟疾困扰，于是秘密向中国求援，希望中国能够协助解决疟疾问题。国家卫生部、化工部、国防科委和中国科学院相关人员，于1967年5月23日在北京饭店召开"全国疟疾防治研究协作会议"，成立"疟疾防治研究领导小组"，考虑到战备，于是将此项研究计划代号定为"523"，并成立了"523"办公室。

"523"计划由多个科研单位合作，并按不同方向开展研究。据统计，全国先后有10个省市和部队的60多个科研单位、500余名科技人员参与了这项工作，分成合成药筛选、中医中药发掘、现场防治与临床验证等几个专业协作组。在统一规划协调下，全国各地的研究人员分工合作、取长补短，进行了大量的研究工作。在合成药筛选方面，曾研制了以哌喹与周效磺胺两药复方组成"防疟片3号"，有较好的治疗和预防效果，正式投产提供越南使用。

图7-8为1967年全国"523"领导组组长陈海峰在云南勐腊与"523"研究人员合照。

为了在传统中医药中寻找防治疟疾的有效药物，从1967年起，组织全国7省市全面筛选中草药，共筛选了3 200多种（包括青蒿），但均未获满意效果。1969年，中医研究院屠呦呦加入此项任务。她系统整理历代医籍、本草，编辑成包含640多种药物的"抗疟方药集"。其后，课题组又开展实验研究，结合动物模型进行筛选。经历了大量失败之后，屠呦呦在回顾文献时，注意到晋代葛洪《肘后备急方》中"青蒿一握，以水二升渍，绞取汁，尽服之"治疗疟疾的记载，对于其"绞取汁"而不用通常的水煎，考虑可能与温度、酶解等有关。按此思路，屠呦呦重新设计多种提取方法，终于使青蒿提取物的抗鼠疟抑制率从无效提高到100%。1972年，她进而从这一有效部分中分离出有效单体，这是一个全新结构类型的化合物，命名为青蒿素，随即又进行了青蒿素化学结构鉴定研究，取得了青蒿素及其衍生物的一系列数据。1973年，青蒿素单体首次应用于海南岛临床，通过实践证明，这就是青蒿抗疟的有效单体。抗疟新药青蒿素正式得到确定。

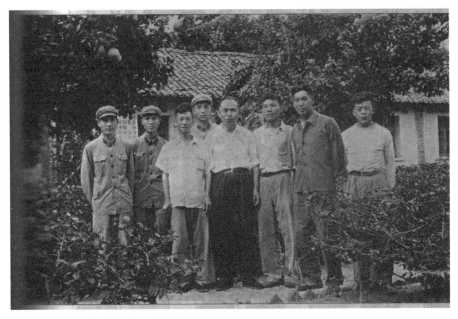

图 7-8 1967 年全国"523"领导组组长陈海峰在云南勐腊与"523"研究人员合照

1974 年，云南省准备将青蒿素在临床上系统试用，广州中医学院李国桥的研究组承担了这个临床验证的任务（图 7-9）。他克服了以往研究的片面性，把临床观察和原虫观察紧密结合，首先证明青蒿素对恶性疟疾的疗效优于氯喹。通过这些系统有力的验证，青蒿素的临床效果得到确证，为青蒿素的进一步大协作研究提供了依据。

1976 年，我国科研机构运用 X- 衍射方法最终确定出青蒿素的化学结构，其分子式为 $C_{15}H_{25}O_5$。1978 年 11 月，青蒿素科研成果通过了全国疟疾防治领导小组组织的专家鉴定，共同承担青蒿素研究任务的中国中医研究院中药研究所、山东省中医药研究所、云南省药物研究所、中国科学院生物物理所、中国科学院上海有机化学所、广州中医学院 6 家单位在 1979 年获得了由国家科委颁发的科技发明二等奖。

经过优化结构，中国在 1980 年代创制出新一代抗疟药双氢青蒿素，其抗疟药效高于青蒿素 10 倍，并降低了复燃率。后来又有多种复方青蒿素制剂在我国海南和云南疟区以及越南、缅甸等国家应用，均取得很好效果。

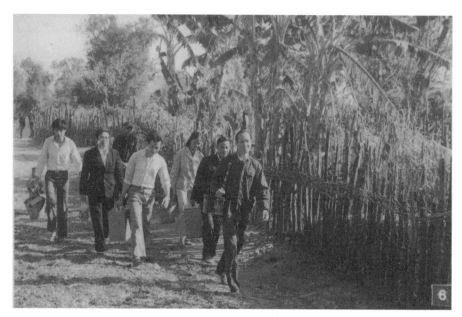

图 7-9　李国桥在疟区工作

2015 年 10 月 5 日，青蒿素的主要发明者屠呦呦获得诺贝尔生理学或医学奖。12 月 7 日，屠呦呦在瑞典卡罗林斯卡医学院领奖时致辞说："通过抗疟药青蒿素的研究经历，深感中西医药各有所长，二者有机结合，优势互补，当具有更大的开发潜力和良好的发展前景。大自然给我们提供了大量的植物资源，医药学研究者可以从中开发新药。"

五、大灾之时防大疫

大灾之后每有大疫。我国是灾害频繁的国家，抓好救灾防疫相当重要。中华人民共和国成立以来，发生过多次重大自然灾难，卫生防疫一直是救灾时的重点任务之一。

1976 年唐山大地震　1976 年 7 月 28 日，唐山市发生了 7.8 级强烈地震。这一场巨大灾祸，造成了 24 万人死亡，16 万人重伤，一座重工业城市毁于一旦。唐山市的极震区及高烈度区房屋倒塌，下水道堵塞，污水、粪便流溢，垃圾遍地皆是，人畜尸体混杂于其中。而且当时正值盛夏，天气闷热，阴雨连绵，尸体迅速腐烂发臭，情况更趋严重。蚊蝇孳生，水源、食物甚至空气都被污染。据对灾区 72 个饮用水源的检验，其化学污染指标，氨氮含量最高的超过国家饮水标准 35 倍，亚硝酸盐氮超过国家标准 80 倍；其卫生细菌学污染指标，细菌总数最高超过国家饮水标准

14000 倍，其中大肠杆菌超过国家标准 200 倍。震后三四天，出现大量肠炎、痢疾患者，一周后形成第一次高峰，唐山市区患病率达 10%～20%。8 月中旬，又出现肠炎、痢疾第二次发病高峰，市内各区发病率达 10%～30%，发病户数占总户数的 66.6%。

为了灾区医疗与防疫需要，中国人民解放军、国务院所属部委及各省、自治区、直辖市，按照中央抗震救灾指挥部的部署，从四面八方赶来灾区。在防疫方面，指挥部调来 5 万多件防疫器械，400 多吨防疫药品，上百万人份的多种疫苗、菌苗，31 台防化消洒车。由 7 个省、直辖市、自治区及河北省等组成的 1 200 人的防疫队赶赴震区。防疫人员对灾区群众及支援灾区人员进行普遍预防接种，进行保护水源和饮水消毒工作。为了迅速杀灭蚊蝇，中央抗震救灾指挥部下令调来灭虫飞机 4 架，先后 4 次对唐山市区、郊区等地进行药物喷洒（图 7-10）。

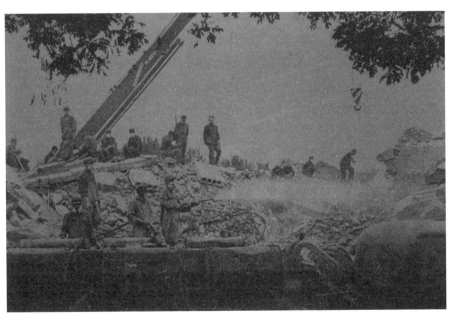

图 7-10　防疫工作人员对唐山灾区进行药物喷洒

唐山大地震死亡人数较多，人民解放军承担了清理尸体的任务，共在废墟中扒出尸体 10 万多具，对这些尸体一律进行深埋土葬，清尸现场进行严格的消毒。总体上，唐山大地震之后没有大疫的流行。

1998 年洪灾　1998 年，长江流域、东北嫩江、松花江流域发生历史上罕见的特大洪水。此次洪涝灾害的发生范围、严重程度和造成的损失，都是中华人民共和国成立以后最严重的。据统计，1998年全国共有1.8亿人次不同程度地受到水灾的影响，死亡4150人。江西、湖南、湖北、安徽、黑龙江、吉林、内蒙古、江苏等省（自治区）受灾最为严重。灾情引起中央领导高度关注。

1998年抗洪防病工作由卫生部负责。卫生部成立了救灾防疫领导小组及办公室。1998年8月14日，国务院办公厅发布《关于切实做好灾区救灾防病工作的紧急通知》，9月8日，中共中央办公厅、国务院办公厅再次发布《关于做好卫生防病防疫工作的通知》，要求各地加强防疫工作。据不完全统计，卫生部和各省、自治区、直辖市以及灾区省、自治区共有医疗防疫队6.4万支，卫生防疫人员33.9万人在灾区工作（图7-11）。北京、上海、天津、河北、山西、浙江、广东、山东等省（直辖市）对口支援受灾省（区），共派出医疗防疫队116支，医疗防疫人员700多人。

洪灾中，由于生态环境破坏、水源严重污染，霍乱等传染病高发，截至1998年9月9日，全国累计报道霍乱病例超过1万例，带菌者2135例，死亡190人。1998年全年霍乱发病人数为1997年的10倍。1999年仍有4570例。湖北省出现流脑高发。2000年，卫生部组织各有关方面专家对1998年特大洪涝灾害后的传染病疫情进行分析论证，认为我国受灾地区传染病疫情得到了有效控制，灾中和灾后未发生重大传染病的暴发和流行。2000年2月26日，卫生部正式宣布实现了"大灾之后无大疫"的目标。

2008年汶川大地震 北京时间2008年5月12日14时28分，四川省汶川县发生8级大地震，震中烈度高达11度。截至2009年5月25日，共遇难69227人，受伤374643人，失踪17923人，直接经济损失达8451亿元。是中华人民共和国自成立以来影响最大的一次地震灾害。

由于地震受灾面积大，而且震害不仅发生在北川县城、映秀镇、汉旺镇等人口集中的地区，也广泛发生在高山、深沟、河谷等人口稀少的乡村，防疫工作难度相当大。灾区中人员和动物死亡很多，来不及清理的尸体迅速腐败，垃圾运输和排污系统被严重破坏，垃圾和粪便不能及时清运，蚊、蝇虫、鼠等病媒生物大量繁殖，多种致病微生物滋生。临时安置点人群密集，卫生条件差，饮水和食物供应困难。

国家迅速从全国32个省（区、市）和军队调派了10630名医疗防疫专业人员，调集救护、防疫和监督车辆1648台，消杀药品2869吨，疫苗214.7万人份，食品和水质快速检测设备3.3万台（套）。防疫部门组织制定了《抗震救灾卫生防疫工作方案》《鼠疫等3种传染病疫情应急处理预案》等工作预案和方案，对受灾

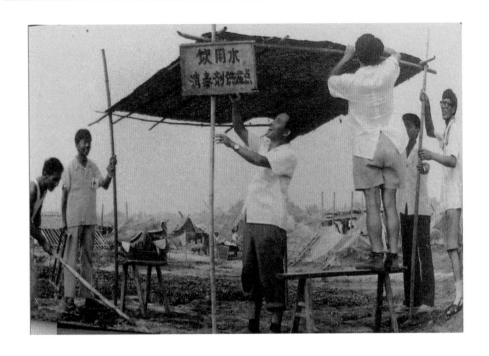

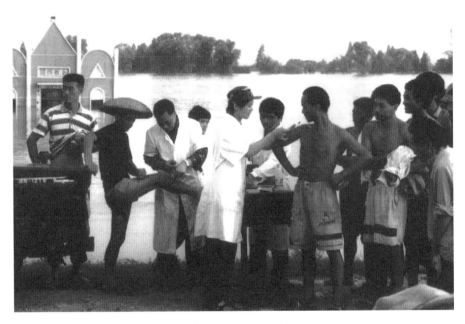

图 7-11　1998 年卫生防疫人员为抗洪官兵服务

严重县实行分片包干、分人到户的方法，分区域或分专项开展防疫工作（图 7-12）。
震后 5 天，疾控人员将 400 部手机分发到各个受灾点，恢复疾控网络，实行疾病零报告制度。对饮用水源进行清洁消毒，对遇难者尸体进行无害化处理，改善环境卫生，消除蚊蝇、老鼠等中间宿主及其滋生条件。最终灾区主要的报告病例为一些呼吸道症状、腹泻等，未发生与地震相关的传染病流行。

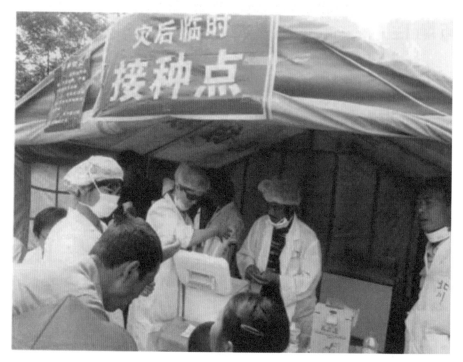

图 7-12　2008 年汶川地震灾区的临时接种点

六、慢性传染病的防治

对慢性传染病的防治，需要有持续性的防控机制。以结核、麻风、艾滋病和乙型肝炎为例，我国在防治方面取得了重要成绩，但依然任重道远。

结核　据估计，1949 年以前我国约有结核病患者 2 700 万人，每年死于结核病的达 100 多万人。中华人民共和国成立后，首先在大城市建立了防痨机构，重点开展了城市机关团体的防痨工作。1955 年在北京建立了中央结核病研究所（后改称北京结核病研究所），开展有关防治方法和基础理论的研究。省、地两级先后也建立起专业防治机构，有的还设置了一定数量的床位。

1956 年，卫生部发布《关于结核病防治工作的指示》，提出结核病防治工作应以城市工矿的工人为中心，逐步扩大到农村。后来又总结为"先城市、后农村，先团体、后散居"的分两步走工作方针，通过防、查、治、管、网进行全面防治。

经过努力，20世纪60年代，全国结核病患病率由新中国成立初期的4.0%降到1.5%左右，病死率由250/10万下降到40/10万。

1966年，我国结核病防治机构大部分被撤消或合并，工作陷于停顿。"文化大革命"后期才逐渐恢复。1981年，卫生部建立了北京全国结核病防治研究中心和上海分中心（后分别更名为卫生部结核病控制中心、分中心），全国30个省、自治区、直辖市健全了省级防治机构。1981年制定了我国第一个《全国结核病防治规划（1981—1990）》。1991年卫生部颁布了《结核病防治管理办法》。

2001年，广东东莞慢性病防治院医务人员举行世界防治结核日义诊活动（图7-13）。

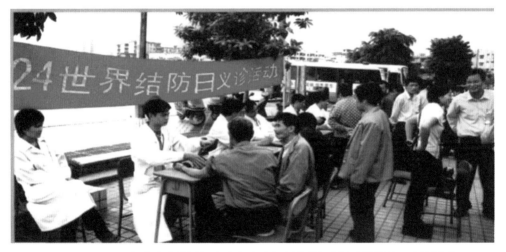

图7-13　2001年广东东莞慢性病防治院医务人员举行世界防治结核日义诊活动

2010年，我国提前5年实现了联合国千年发展目标设定的结核病发病率较1990年下降一半的控制指标。当前，我国结核病年递降率高于全球年递降水平，治疗成功率达到90%，病死率维持在较低水平。

麻风　1949年前，全国约有麻风患者50余万。中华人民共和国成立后，1957年6月，卫生部召开全国麻风病防治会议，制定了《全国麻风病防治规划》，要求对麻风病防治工作采取"积极防治、控制传染"的原则，坚持"边调查、边隔离、边治疗"。对传染性麻风患者，原则上采取麻风病院、麻风村的形式予以集中收容，严密隔离；对非传染性的麻风患者根据病情适当隔离。1958～1965年，各流行麻风的省、直辖市先后进行了大规模的麻风病调查，并建立健全各级麻风防治机构。加入中国国籍的美国人马海德（图7-14），于1960年在广东潮安县、江苏海安县建成全国最早的麻风病综合防治研究基地，两县的麻风患病率在 20 年后下降了将近 10 倍。他根据中国的国情，将麻风病传统的住院隔离治疗办法改变为社会防治，并于 1980 年把国外治疗麻风病的新技术——强杀菌联合药疗引入中国，大大提高了疗效。

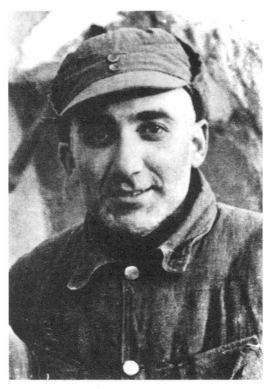

图 7-14　马海德

1981 年，卫生部提出力争全国在 20 世纪末实现基本消灭麻风病，并于 1982 年制定、1988 年修订了基本消灭麻风病的防治规划和标准。经过努力，1994 年底，麻风现症患者降至 1.1 万余名。1992 年，全国以省（市、区）为单位达到基本消灭标准；以县（市）为单位统计，全国达标县（市）为 86.3%。通过多年社会防控和一体化防治，我国麻风发病率由 1958 年的 5.8/10 万下降到 2016 年的 0.049/10 万。麻风病流行范围明显缩小，流行程度明显降低。

艾滋病　艾滋病（AIDS）又称为获得性免疫缺陷综合征，是由于感染艾滋病病毒（HIV）引起的慢性传染性疾病。1981 年美国首先向全球报道 5 例艾滋病病例。1985 年 6 月 23 日在我国境内发现首例美籍 AIDS 患者。同年，中国 19 例血友病患者接受了美国生产的血液制品凝血因子Ⅷ后，4例感染了艾滋病病毒，这是我国首次在境内居民中发现的外来传入病例。

1984年，卫生部成立了艾滋病防治工作小组，1985～1986年，开始在上海、广州、杭州等8个城市开展艾滋病病毒感染及艾滋病患者的监测工作。1987年，七部委发布了艾滋病监测管理系统。1989年，在世界卫生组织的支持下，中国开始了第一个艾滋病防治规划，在全国范围开展艾滋病病毒感染及艾滋病患者监测工作。卫生部艾滋病防治小组于1990年改为国家艾滋病防治委员会，1991年又建立了艾滋病预防和控制专家委员会。1993年11月30日，中国性病艾滋病防治协会成立（图7-15）。

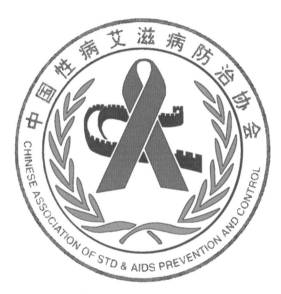

图7-15　中国性病艾滋病防治协会会标

在中国境内的感染者以共用未消毒注射用具为主要传播途径，早期感染者主要集中在我国西南边境的吸毒人群。1994年起，我国中部和东部的流动有偿献血员等人群中发现大量感染者，一些地区如新疆、广西、四川等，在吸毒人群中发生局部暴发流行。1998年，卫生部发布《中国预防与控制艾滋病中长期规划（1998—2010）》，加强防控工作。

2003年11月6日，卫生部、财政部下发了《艾滋病及常见机会性感染免、减费药物治疗管理办法（试行）》。2003年底，我国卫生部与联合国艾滋病中国专题组在联合发布的《中国艾滋病防治联合评估报告》中指出，中国艾滋病实际感染者已达 104 万，其中已经死亡的约 20 万，现有艾滋病病毒感染者 84 万名，其中艾滋病患者大约有 8 万名。艾滋病流行波及范围广，主要传播途径为经吸毒和有偿采供血传播，通过共用针具注射吸毒是传播的主要途径，但经性传播、母婴传播的比例也在逐年上升。

2004 年，国务院成立防治艾滋病工作委员会，并开始实施"四免一关怀"。2006 年 1 月 29 日，国务院颁布《艾滋病防治条例》，将"四免一关怀"纳入法律。在中央财政的支持下，我国艾滋病综合防治措施不断得到落实。至 2016 年，全国设立了 773 家戒毒药物维持治疗门诊，艾滋病新发感染率下降到 0.06%，接受抗病毒治疗的人数为 49.47 万名。

艾滋病的防治对全世界都是一个重大的课题。我国艾滋病防治工作取得显著成效，经注射吸毒传播、输血传播和母婴传播得到有效控制，病死率显著降低，全国整体疫情控制在低流行水平。但《2016 年中国艾滋病防治联合评估报告》指出，现存感染者人数仍有 84 万，由性传播途径感染艾滋病的比例逐年上升，有可能成为国人感染艾滋病的第一危险渠道，疫情逐步由易感染艾滋病危险行为人群向一般人群传播。艾滋病防治工作任重道远。

乙型肝炎　根据 1992～1995 年全国病毒性肝炎血清流行病学调查结果表明，中国一般人群的乙型肝炎病毒表面抗原（HBsAg）携带率为 9.7%，由此推算，中国 HBsAg 携带者约 1.2 亿，慢性肝病患者约 3 000 万例，每年死于慢性肝病者约 30 万例，其中 18 万例为肝癌。绝大多数的乙肝病例分布在农村。

治疗乙肝虽然尚无良药，但是免疫预防的成功率十分高，可以达到 90% 以上。我国科学家陶其敏从事肝病研究，在 1975 年 7 月成功研制出乙型肝炎疫苗。由于没有条件买大猩猩进行动物试验，为了检验疫苗有效性，陶其敏毅然在自己身上注射疫苗。注射后成功出现抗体，疫苗取得了成功。1986 年，卫生部正式批准这种血源性乙肝疫苗在人群中使用。1992 年将乙肝疫苗接种纳入计划免疫管理，并要求自 1992 年 1 月 1 日起，对所有新生儿进行乙肝疫苗免疫，但需个人支付乙肝疫苗及其接种费用。

1989 年，美国默克公司同意将最先进的重组乙肝疫苗技术以 700 万美元转让给中国，并提供生产重组乙肝疫苗的全套生产工艺、技术和装备设计。1992 年，深圳泰康生物公司承接默克公司乙肝疫苗技术，1993 年建成乙肝疫苗生产线，1994 年投产，1997 年被正式批准生产。卫生部决定自 1998 年 6 月 30 日起停止生产血源性乙肝疫苗，并于 2000 年起停止使用。

1993 年 10 月，基因工程乙肝疫苗生产车间在北京生物制品研究所落成（图 7-16）。

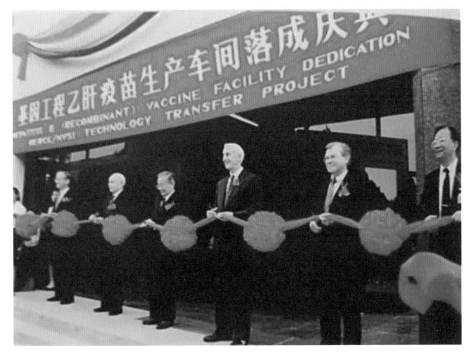

图 7-16　1993 年 10 月基因工程乙肝疫苗生产车间在北京生物制品研究所落成

2002 年起，中国将乙肝疫苗接种正式纳入计划免疫，疫苗免费，需支付接种费。2005 年，实现全国新生儿免费接种乙肝疫苗。2009 年，为所有 15 岁以下人群补种乙肝疫苗。经过努力，我国 5 岁以下儿童乙肝病毒携带率已从 1992 年的 9.7% 降至 2014 年的 0.3%，提前实现了世界卫生组织西太区的乙肝控制目标。

七、新发传染病的防控

21 世纪以来，新发突发病毒不断涌现及暴发，疫情呈现多样性和复杂性，也促使国家的疾病预防与控制工作进一步改革完善。

SARS　SARS 又称传染性非典型肺炎（严重急性呼吸道综合征）。2002 年 11 月，广东佛山出现首例非典型肺炎患者。12 月，广东河源出现一例患者后，感染了 8 名医护人员。2003 年 1 月 3 日，广东省卫生厅专家组进行调查，但未能确定病原体。随后广东各地陆续出现病例，2 月 6 日全省病例达 218 例，一天就增加了 45 例，病例主要集中在广州，相当一部分还是接诊的医务人员。2 月 11 日，广州市政府和广东省卫生厅召开新闻发布会，公布疫情。此后疫情仍在发展，出现了医务人员死亡。到 2003 年 3 月，我国北京市、山东省、香港地区、台湾省，都出现了病例。此外，国外如越南也有病例出现。世界卫生组织将这种非典型肺炎正式定名为"SARS"，宣布已构成"世界性的健康威胁"。

在病原研究方面，北京专家初期得出结论为衣原体感染，以广州钟南山院士为代表的一些专家认为与临床情况不符。2003 年 3 月 17 日，世界卫生组织联合 9 个国家的 11 个实验室，组建了 SARS 研究的多中心协作网络。一些研究机构从 SARS 病例标本中分离培养出冠状病毒，4 月世界卫生卫组织正式认可冠状病毒为 SARS 病原。4 月 8 日，卫生部将传染性非典型肺炎（严重急性呼吸道综合征）列入法定管理传染病。4 月 23 日，国务院成立防治非典型肺炎指挥部。由于抗疫形势紧张，北京决定在昌平区小汤山疗养院附近建设一个能容纳千人的 SARS 定点医院，至 4 月 30 日即建成并交付使用。

图 7-17 为国家邮政总局发行的抗击 SARS 纪念邮票。

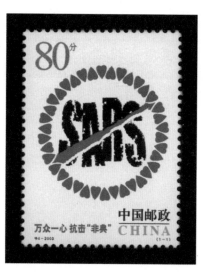

图 7-17　国家邮政总局发行的抗击 SARS 纪念邮票

在 SARS 流行中，出现了"超级传播者"的概念，俗称"毒王"。世界卫生组织将传染给 10 人以上的 SARS 患者称为"超级传播者"，他们为数不多，但对疫情传播起了关键作用。有一例患者染病 50 天，先后传染 130 余人，包括 18 名亲属及几十名医务人员。

经过积极防治，SARS 疫情得到了控制，8 月 16 日，中国内地最后 2 名患者出院。全国内地共有 24 个省直辖市、自治区先后发生非典型肺炎疫情，累计报告非典型肺炎临床诊断病例 5 327 例，治愈出院 4 959 例，死亡 349 例。我国香港特别行政区共有 1 755 例 SARS 病例，其中 300 人死亡。我国台湾省确诊病例 346 例，死亡 37 人。

新型禽流感　1997 年首次在我国香港地区发现可以感染人类的 H5N1 亚型高致病性禽流感，共有 18 人受到传染，6 人死亡，香港地区扑杀鸡 150 万只。

2004 年 1 月 23 日，H1N1 亚型高致病性禽流感在我国广西隆安县被发现，1 个月后，中国疫点由 3 个增加到 49 个，发生疫情的省份从 3 个扩大到 16 个。国务院迅速成立全国防治高致病性禽流感总指挥部，对确诊高致病性禽流感的地区，立即实行封锁，3 公里范围内的家禽全部扑杀，并实施无害化处理；疫区周边 5 公里范围内实行强制免疫；对疫区周边 10 公里范围内的活禽市场实行强制关闭。2 月 22 日，广西隆安县的高致病性禽流感疫情宣布被扑灭，疫区封锁解除。3 月 16 日，全国所有疫区宣布疫情扑灭。在 49 天的防疫过程中，全国对发现的 49 个疫点进行了封锁、扑杀、销毁和消毒，建立了强制免疫区，一共扑杀了 900 万只家禽。

2013 年 3 月，我国华东地区发现一种新的禽流感病毒——H7N9。疫情首先在上海和安徽两地出现，这是全球首次发现的新亚型流感病毒，专家推测候鸟可能在其传播中起到很重要作用。我国将人感染 H7N9 禽流感纳入法定乙类传染病，采取甲类传染病预防、控制措施（10 月 28 日解除）。疫情扩展到全国多个地区，此后经常有散发。截至 2017 年 9 月 5 日，全球已报道 1 589 例人感染 H7N9 病例，其中中国境内共报道 H7N9 确诊病例 1 586 例，中国大陆 1 558 例，其中死亡 606 例。

甲型 H1N1 流感　2009 年北美地区暴发甲型 H1N1 流感，并发生全球大流行。此病毒是由猪流感病毒演变而来，因此早期又有"猪流感"之称。世界卫生组织宣布将甲型 H1N1 流感警戒级别升至最高级 6 级。2009 年 4 月 30 日，我国卫生部将甲型 H1N1 流感纳入《传染病防治法》规定的乙类传染病，并按照甲类传染病进行管理，同时将甲型 HIN1 流感纳入《国境卫生检疫法》规定的检疫传染病管理。卫生部成立了甲型 H1N1 流感防控工作领导小组，做好防控工作。

2009 年 5 月 11 日，中国内地认定首例甲型 H1N1 流感患者，此后各地开始发现病例。6 月 8 日后，我国流感疫苗生产企业从世界卫生组织获得可直接用于甲流疫苗生产用的毒种，经过研制，生产出临床试验用疫苗。7 月 22 日开始，在 7 个省实施了全球最大规模的甲流疫苗临床试验。时任卫生部部长陈竺作为受试者亲自接受疫苗临床试验，作出了表率。9 月初，甲流疫苗正式投入生产，我国成为世界上第一个完成疫苗研发和注册使用的国家，用时仅 87 天。

这场持续了一年多的疫情在全世界造成约 1.85 万人死亡，出现疫情的国家和地区达到了 214 个。截至 2010 年 1 月 10 日，中国内地累计报告甲型 H1N1 流感确诊病例 124 764 例，死亡 744 例。此次应对甲流相当成功，"我国首次对甲型 H1N1 流感大流行有效防控及集成创新性研究"荣获 2014 年度国家科学技术进步奖一等奖。

八、中医药与防疫

在现代预防医学与医药科技发展越来越迅猛的今天，传统中医药在防疫中占有一席之地。

在 1950 年的第一届全国卫生会议上，毛泽东同志为大会作了"团结新老中西各部分医药卫生工作人员，组成巩固的统一战线，为开展伟大的人民卫生工作而奋斗"的题词。1982 年，将发展传统医药写入《中华人民共和国宪法》。党和政府重视发挥中医的作用，中医参与到各个时期的防疫工作中。

1954 年，河北省石家庄市乙型脑炎流行，中医郭可明治疗了包括轻型、重型和极重型的 34 个病例，效果显著，患者多数服药后在短期内退烧，1～2 周痊愈出院，很少留有后遗症。卫生部对此非常重视，在 1955 年两次派调查组，实地考察中医治疗流行性乙型脑炎的情况。调查组确认了中医治疗乙型脑炎的疗效，卫生部在全国进行推广。

石家庄治疗乙型脑炎的经验被总结为以清热、解毒、养阴为主。1956 年 7 月至 8 月初，北京市发现了流行性乙型脑炎患者，一些单位照用石家庄的经验，但效果不理想。卫生部指示中医研究院抽调著名中医蒲辅周等专家支援北京市的治疗工作。专家组在调查一些医院的应用情况后，提出了基本看法：治疗没有辨证论治，盲目套用石家庄经验。蒲辅周指出，北京市此次的流行性乙型脑炎患者有"偏湿"现象，经改用宣化利湿、芳香透窍的药物后，患者病情则很快好转。

同为乙型脑炎，治疗却如此不同，这就是中医的"同病异治"。通过治疗乙型脑炎的实践和讨论，使医学界对中医的科学性和灵活性特点有了更清楚的认识。

在 20 世纪 60、70 年代的医药缺乏时期，广大赤脚医生依靠中草药，发挥中医"简、便、廉、验"的特点，为实现农村三级医疗预防保健作出了积极的贡献（图 7-18）。

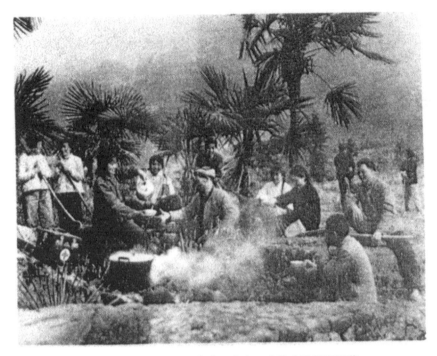

图 7-18　湖北长阳县赤脚医生在田头给农民服预防药

20 世纪 80 年代以后，中医药又参与到防治新发传染病的实践中。1987 年 1 月，中国政府与坦桑尼亚政府签订协议，由中国派中医药专家前往坦桑尼亚协助治疗艾滋病。1987 年 9 月至 1988 年 9 月，初期试治的 30 例患者症状均有不同程度的好转。1988 年 10 月，中坦双方共同制定了中医药试治艾滋病的研究计划，开展正式的研究性治疗。专家组成员吴伯平等认为，本病是由于肾精耗伤，病毒乘虚而入，伏于血络，发而为"瘟邪热毒"。辨证分型主要有热陷营血型、肺肾阴亏型等。从 1987 年 9 月至 1999 年 4 月，中国共派出 7 批 33 名中医药专家赴坦桑尼亚，用中医药治疗了上万人次的各期艾滋病患者，获得了大量治疗经验和研究资料。中医药的作用主要是维持患者生存时间，提高生存质量。

SARS 暴发期间，2003 年 1 月 7 日，广东省中医院急诊科接诊了广州市第一例 SARS 患者。此后，广州的中医就始终战斗在抗 SARS 最前线。对这种抗生素无效的特殊肺炎，广东省中医院广泛请教全国多位名老中医，不断调整方案，最后总结成一套治疗方案。他们按照中医理论，将 SARS 全过程分为早期、中期、极期（高峰期）、恢复期四期，前期注重清热化湿，后期注重益气养阴，扶助正气。总结中医辨证分 9 个证型，行之有效的基本处方 10 个。这个方案后来成为卫生部公布的《非典型肺炎中医药防治技术方案（试行）》的主体内容。经总结，中医药治疗 SARS 早期干预能有效阻断病程发展，明显减轻症状，能缩短发热时间和住院时间，促进炎症吸收，减少后遗症、并发症及西药毒副作用。2003 年 4 月，到广东考察的世界卫生组织专家、美国疾病预防控制中心传染病中心马奎尔（James Harvey Maguire）认为，传统中草药在治疗 SARS 上的效果需要给予更多的关注和研究。广州中医药大学第一附属医院急诊科共收治 SARS 患者 45 例，无一例死亡，无一名医护人员受感染。中山大学第二和第三附属医院，均调派中医科医生加入治疗小组。在抗击 SARS 中作出重大贡献的广州市呼吸疾病研究所，收治的 90 多例患者中有 70 多例在西医治疗的同时应用了中医药治疗，其中只有 1 例死亡。

我国香港地区由于 SARS 患者病死率居高不下，2003 年 4 月中旬，香港医管局派出专家到程来广州考察广东省中医院中西医结合治疗 SARS 的情况，随后决定邀请内地中医专家赴港协助治疗。5 月 3 日起，广东省中医院派林琳和杨志敏两位专家赴港。林琳和杨志敏到各个医院出诊（图 7-19），取得良好疗效，后应香港医管局要求将留港时间延续。从 5 月 5 日至 7 月 5 日，她们在香港采用中西医结合治疗 SARS 患者 130 多人，超过 400 人次。两位专家获得香港颁发的"抗炎勇士"金质纪念章。

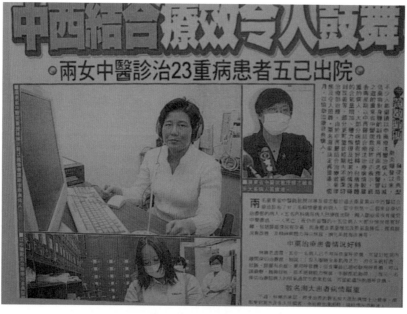

图 7-19　杨志敏、林琳赴香港用中医治疗 SARS

北京收治 SARS 患者的定点医院主要是西医院，在疫情前期，中医没有能够参与治疗。2003 年 5 月，为了让中医在防治非典中充分发挥作用，实行中西医的结合，中央相关领导人与在京知名中医药专家召开座谈会，强调中医是抗击 SARS 的一支重要力量，要求中西医结合共同完成防治 SARS 的使命。随后，北京有 9 家中医医院和 13 家 SARS 定点医院建立了对口支援协作关系。中医专家组成医疗组，进驻包括小汤山野战医院在内的各家定点医院。至 5 月 20 日，全市近一半的 SARS 患者采用中医药治疗或服用中药汤剂。研究表明，中医治疗有助于减少激素用量，有助于肺部阴影的吸收，并有治疗和预防肝功能损害、心肌损害的作用。6 月 11 日，全国防治非典型肺炎指挥部科技攻关组对外发布：通过对大量病例数据的评价分析，证明中西医结合疗法治疗 SARS 效果明显。

名老中医邓铁涛、朱良春等人获中医药抗击非典特殊贡献奖（图 7-20）。

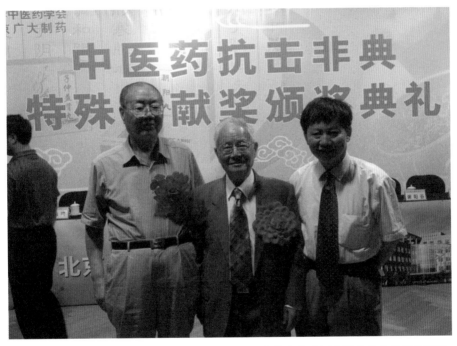

图 7-20　名老中医邓铁涛（中）、朱良春（左一）等人获中医药抗击非典特殊贡献奖

九、面向"健康中国"

2016 年 8 月 19 日至 20 日，全国卫生与健康大会在北京召开。习近平总书记

出席会议并发表重要讲话，强调把人民健康放在优先发展战略地位③。2016 年 10 月 25 日，中共中央、国务院印发《"健康中国 2030"规划纲要》。2017 年 10 月 18 日，习近平总书记在十九大报告中明确提出"实施健康中国战略"④。2016 年 10 月 25 日，中共中央、国务院印发《"健康中国 2030"规划纲要》。2017 年 10 月 18 日，习近平总书记在十九大报告中明确提出"实施健康中国战略"。"健康中国"的提出，有着坚实的基础。中国作为世界人口最多的国家，从"一穷二白"的绝对贫困状况，已转变为世界第二大经济体的全面小康社会。2015 年，中国人口平均预期寿命提高至 76.34 岁，比 1949 年之前提高了 41 岁之多，也高于同期世界高人类发展水平国家组的 75.1 岁。北京、上海、天津人口平均预期寿命分别达到了 81.95 岁、82.8 岁、81.1 岁，已经超过了美国人口平均预期寿命 79 岁。

"健康中国"为未来提出了富有前瞻性的远景，其战略目标分为"三步走"。第一步，到 2020 年，主要健康指标进入高人类发展组国家前列。基本建立覆盖城乡居民的基本医疗卫生制度。第二步，到 2030 年，主要健康指标达到极高人类发展组水平。基本医疗卫生制度更加成熟、更加完善，"大健康"体系基本形成。第三步，到 2050 年，在基本实现社会主义现代化第二个百年目标的同时，建成与之相适应、相支撑的健康中国，我国主要健康指标进入世界前列。

"健康中国"的落实，必将提高全民福祉。而在实施过程中，传染病防控工作绝对不可有一丝一毫的松懈和疏忽。2019 年末至 2020 年春以来发生的新型冠状病毒肺炎疫情，就给我们再次敲响了警钟。这次疫情虽然猛烈，但在党和政府的坚强领导下，全国人民万众一心，医护人员前仆后继，顽强奋斗，"抗疫"必将胜利。但是像新型冠状病毒一样存在于自然界中的未知致病微生物还有很多，而各种已知病原体也远未灭绝，一旦条件具备，传染病仍有可能持续地给人类带来灾难。人类在谋求发展、改善生活的同时，应当致力于保护好自然生态，与自然界形成和谐共存的关系。

2019 年 7 月我国出台的《健康中国行动（2019—2030 年）》指出，全国传染病疫情总体形势稳中有降，但防控形势依然严峻，为此专门部署了"传染病及地

---

③ 习近平在全国卫生与健康大会上强调，把人民健康放在优先发展战略地位，努力全方位全周期保障人民健康 [N]. 人民日报，2016-08-21（1）.

④ 习近平. 决胜全面建成小康社会 夺取新时代中国特色社会主义伟大胜利——在中国共产党第十九次全国代表大会上的报告 [N]. 人民日报，2017-10-28（1-4）.

方病防控行动"，对个人、社会和政府都提出具体行动要求。这是十分必要的。我们相信，在我国统一高效的社会制度优势下，有新中国成立以来特别是改革开放以来奠定的物质基础作为保障，随着我国医药科技水平的持续提高与传染病防控机制的进一步健全，"健康中国"愿景一定会实现。